HYGIÈNE AGRICOLE

CINQUIÈME MÉMOIRE

LA LOI DU 17 JUILLET 1880

ET LES

DÉBITS DE BOISSONS

DANS LE DÉPARTEMENT DE L'EURE

PAR

A.-J. DEVOISINS

DOCTEUR EN MÉDECINE

Officier d'Académie; membre de la Société française d'hygiène
Membre correspondant de la Société des sciences physiques, naturelles
et climatologiques de l'Algérie
Lauréat de la Société française de tempérance
(Concours de 1884-1885-1886)

ÉVREUX

IMPRIMERIE DE CHARLES HÉRISSEY

4, RUE DE LA BANQUE

1888

T 37

LA LOI DU 17 JUILLET 1880

ET LES

DÉBITS DE BOISSONS

DANS LE DÉPARTEMENT DE L'EURE

Pour paraître le 1er Janvier 1889

DICTIONNAIRE

PRATIQUE

D'HYGIÈNE AGRICOLE

A L'USAGE

DES CULTIVATEURS FRANÇAIS ET ALGÉRIENS
DES INSTITUTEURS ET DES ÉLÈVES DES ÉCOLES NORMALES

CONTENANT

Environ 500 formules ou recettes

ET LES

PREMIERS SECOURS EN CAS D'ACCIDENT

INTRODUCTION PAR UN MEMBRE DE L'ACADÉMIE DE MÉDECINE

MÉMOIRES DU MÊME AUTEUR

L'alcoolisme des campagnes. — Action de l'eau-de-vie de cidre sur l'économie. Notes et observations recueillies dans la Basse-Normandie. 1880-1884, mémoire couronné. Paris, 1884.

L'allaitement et l'alcoolisme. — Remarquables effets de la loi du 17 juillet 1880. Mémoire couronné. Paris, 1885.

La femme et l'alcoolisme à la campagne. — Mémoire couronné. Paris, 1886.

HYGIÈNE AGRICOLE

CINQUIÈME MÉMOIRE

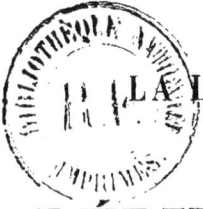

LA LOI DU 17 JUILLET 1880

ET LES

DÉBITS DE BOISSONS

DANS LE DÉPARTEMENT DE L'EURE

PAR

A.-J. DEVOISINS

DOCTEUR EN MÉDECINE

Officier d'Académie ; membre de la Société française d'hygiène
Membre correspondant de la Société des sciences physiques, naturelles
et climatologiques de l'Algérie
Lauréat de la Société française de tempérance
(Concours de 1884-1885-1886)

ÉVREUX

IMPRIMERIE DE CHARLES HÉRISSEY

4, RUE DE LA BANQUE

—

1888

A

MONSIEUR GALTIÉ

PRÉFET DE L'EURE

PRÉAMBULE

I

Dans les derniers temps de l'empire romain, on nommait *paganenses, pagenses, pagani,* les personnes que les travaux de l'agriculture retenaient hors des villes. Ces *pagenses* étaient des esclaves surveillés par d'autres esclaves travaillant au service des patriciens, des plébéiens ou des affranchis.

Plus tard le colonat, création administrative financière et militaire du bas empire, destinée à assurer des cultivateurs à la terre, des contribuables au fisc et des soldats à l'armée, arrêta pour un temps la décadence de l'agriculture. Mais en somme le colon était encore bien éloigné de la liberté, et les citoyens romains continuaient à considérer la culture des champs comme ignominieuse et indigne d'un homme libre.

Cette erreur eut une influence décisive sur le sort de l'empire. Les esclaves et les colons n'offrirent aux envahisseurs du nord qu'une résistance précaire, et l'on vit en peu d'années la Gaule, l'Italie, l'Espagne et l'Afrique saccagées de fond en comble. Carthage devint une solitude ; l'Italie fut ramenée à l'état sauvage, et, vers la fin du viiie siècle, Charlemagne accordait parfois des terres à ses Franks parce que, disent les vieilles chartes, ils avaient été obligés de les conquérir sur le désert.

Après la mort de ce souverain, au moment où les trois tronçons de son empire allaient former les trois Etats modernes de France, d'Allemagne et d'Italie, la propriété, jusque-là toujours instable et tourmentée, devint féodale dans le nord et allodiale dans le midi.

Quant aux *pagenses,* devenus *les paysans,* on les divisait en plusieurs classes.

Il y avait d'abord les serfs et les esclaves appréciés à l'égal d'un objet mobilier ou comptés par tête avec le bétail de la ferme, dégradés de la dignité d'hommes; les uns et les autres provenaient des prisonniers faits à la guerre ou des personnes dont on avait acquis la propriété. Ils appartenaient corps et biens à leurs seigneurs qui avaient sur eux un droit de vie et de mort reconnu légalement jusqu'au xiie siècle. En France, particulièrement au commencement de la troisième race, la plus grande partie de la classe inférieure était réduite à la condition de serf. Ces malheureux portaient au cou un anneau de fer rivé avec le plus grand soin, afin qu'il fût possible de prévenir ou de réprimer toute tentative d'évasion.

La seconde classe était celle des villains; la troisième celle des oblats; la quatrième, la moins nombreuse jusqu'au xvie siècle, celle des hommes libres.

On le voit, c'est du sein de l'esclavage antique qu'est sortie peu à peu la classe des ouvriers des champs. C'est l'esclavage qui forme le premier anneau de la chaîne par où le travailleur actuel se trouve lié au sol dont il a augmenté la fertilité, lorsqu'il lui a été permis de le cultiver avec indépendance, d'y incorporer sa personnalité, d'y mêler ses sueurs et celles de ses héritiers naturels.

Si nous comparons maintenant le sort des ouvriers des campagnes avec celui des ouvriers des villes avant 1789, nous verrons que les burgenses ou bourgeois, travailleurs industriels habitant les bourgs, avaient échappé à l'esclavage et à la glèbe bien avant les paysans, et cela par leurs propres efforts.

Dès le xIᵉ siècle, les ouvriers des villes étaient entrés résolument dans la voie du progrès. Le goût du luxe et des somptuosités de l'Orient, résultat le plus certain des croisades, avait donné une grande impulsion aux industries manuelles. Les ouvriers en profitèrent avec empressement et les besoins qu'on avait de leurs services accrurent leur importance en consolidant leurs prérogatives. De nombreuses communautés s'organisèrent et les juifs, toujours animés d'un cosmopolitisme avaricieux, créèrent à leur profit le moyen de mettre en circulation avec promptitude et sécurité les richesses de toutes ces sociétés naissantes.

En réalité deux classes distinctes se trouvaient sur le sol.

L'une, liée à la culture et à l'organisation guerrière travaillant surtout pour autrui à l'ombre du château seigneurial et de plus en plus habile à restreindre et à régulariser ses besoins ; l'autre, travaillant en liberté, produisant pour elle-même et en possession d'accroître d'année en année ses privilèges et ses avantages matériels.

Cependant, après bien des luttes pacifiques ou sanglantes, les populations rurales avaient passé successivement d'un servage adouci à une sorte d'émancipation personnelle d'abord par le colonage à moitié fruits, puis ensuite par le fermage. Les terres étaient cultivées avec la même routine, mais avec plus de liberté ; pendant ce temps les ouvriers manufacturiers vivant sans cesse au milieu des richesses créées par leurs mains luttaient contre leurs maîtres par la fraternité du compagnonnage et soupiraient au moins autant que les habitants des campagnes après le changement radical d'où devait sortir la France actuelle.

Le paysan ressentit profondément les bienfaits de la Révolution, et tout en conservant ses croyances et ses souvenirs il ne tarda pas à devenir le plus ferme soutien de la démocratie nouvelle.

Son esprit ordonné, ses habitudes d'économie, sa finesse bien réelle quoique parfois voilée, sa soumission admirable aux lois, son horreur pour les théories anarchistes aussi bien que pour les mouvements révolutionnaires d'où qu'ils émanent, ne devraient pas nous faire oublier un instant que dans notre état social, l'habitant des campagnes possède en somme la force et le droit de se faire entendre, car il a pour lui le nombre et il aura demain l'instruction.

Si maintenant, après avoir retracé à grands traits la marche ascendante du cultivateur depuis l'époque romaine jusqu'à nos jours, nous voulons rechercher dans une étude parallèle ce qu'a été l'hygiène agricole avant le XIX\ :superscript:`e` siècle, nous sommes obligé de convenir que, en dehors de quelques préceptes généraux dus aux législateurs de l'antiquité, cette science n'existait pas.

Ce n'est que lorsque le dogme de l'égalité commence à se faire jour que la vie humaine devient une chose respectable.

Ce n'est qu'après 1789 que la génération surhumaine des conventionnels inscrivit après les droits de l'homme le droit à la santé.

Libre au chercheur de fouiller dans les vieilles bibliothèques, il n'y rencontrera, quel que soit son zèle, aucune donnée qui soit en contradiction avec ce que nous affirmons ici.

Il est donc impossible de faire l'histoire de l'hygiène agricole. Il est même permis de se demander si à l'heure actuelle nous avons une hygiène agricole.

II

Il est d'usage d'affirmer que la santé des habitants de la campagne est supérieure à celle des citadins. Les hygiénistes partagent probablement cette opinion puisqu'ils se dispensent d'étudier avec quelque détail le groupe rural.

On comprend à la rigueur que l'habitant de la ville qui vient goûter aux champs des loisirs aristocratiques partage, lui aussi cette manière de voir. Mais un observateur moins superficiel ne tardera pas à découvrir les conditions funestes qui disposent le paysan à contracter un bien grand nombre des plus redoutables maladies. Il verra que la nourriture du paysan, presque toujours abondante, n'est presque jamais suffisamment nutritive ; il rencontrera des masures mal closes construites sur un sol tout imprégné des déjections de l'homme et des animaux ; il comptera des milliers d'habitations qui n'ont qu'une seule ouverture ; il en signalera des millions enfouies au milieu des tas de fumier « et bien autrement insalubres que la tente de l'Arabe et la hutte du Hottentot ».

Assurément l'air des campagnes est vif et pur et le paysan en retire de grands avantages ; seulement il ne faudrait pas oublier que par une compensation fâcheuse il ressent bien plus exactement que le citadin le froid, le chaud, la sécheresse, l'humidité, la pluie, les averses, les orages.

Songeons qu'il loge habituellement au rez-de-chaussée, parce qu'on y est plus tôt arrivé et qu'il économise le plus qu'il peut les portes et les fenêtres à cause de l'impôt ; n'oublions pas qu'il ne veut pas être éloigné de son écurie et qu'il entasse orgueilleusement le fumier devant sa porte, que les latrines sont encore aujourd'hui un luxe à peu près inouï, et que la maison toujours mal close est inapte à protéger ses habitants contre les brusques variations du thermomètre.

Qui n'a vu au moins une fois dans sa vie la rue du hameau réservoir de purin et d'immondices de toute sorte ? Quelle est la commune rurale qui n'a pas de ces rues-là ?

L'alimentation compense-t-elle en quoi que ce soit la pénurie de l'installation ? Bien loin de là.

Pour ne parler que de la boisson, ne voyons-nous pas le bon cidre remplacé quotidiennement par cette tisane émolliente et diurétique dans laquelle l'eau joue le rôle capital?

Le campagnard mal logé et mal nourri est aussi habituellement mal vêtu.

Il n'est donc pas étonnant qu'il paye un large tribut à toutes ces maladies climatologiques contagieuses ou infectieuses.

La variole, le croup, la fièvre typhoïde, affections que nous pouvons parfois suivre pas à pas, sont très fréquentes et très redoutables à la campagne. Ajoutons que l'alcoolisme, la scrofule, les maladies de l'estomac accélèrent de jour en jour la décadence physique et morale d'une race longtemps renommée parmi les plus vigoureuses.

Nous sommes assurés d'avoir l'assentiment d'un grand nombre de nos confrères en affirmant contrairement à l'opinion des gens du monde que l'habitant des campagnes ne possède qu'une fausse vigueur, une santé plus apparente que réelle, un coloris spécial où le lymphatisme domine de bien haut.

III

Certes, il ne nous appartient pas de rechercher avec les économistes les causes multiples et en quelque sorte générales de la crise agricole actuelle; contentons-nous de constater, en dépit des affirmations intéressées des partisans des anciens régimes, qu'elles sont absolument indépendantes de la forme des gouvernements.

La Normandie échappe en partie au désarroi général; elle a pour elle la spécialisation des cultures, ses herbages incomparables, et le pommier auquel tout sourit, même, hélas! le phylloxéra.

Mais à certains points d evue, cette admirable province, qui forme dans la patrie française le groupe le plus homogène, est torturée par bien des fléaux qui, eux, n'échappent pas à la volonté des hommes ou à l'action du gouvernement. Parmi les premiers nous signalerons : l'absentéisme.

Lorsque dans une contrée, dit Barral, les propriétaires des exploitations rurales vivent loin de leurs domaines et dépensent ailleurs les revenus qu'ils en tirent, on dit qu'ils pratiquent l'absentéisme, qu'ils sont absentéistes.

Les agronomes et les économistes sont unanimes pour déplorer une habitude doublement nuisible à la prospérité d'un pays, sous le rapport matériel et sous le rapport moral.

Lorsque le propriétaire tire de sa terre tous les ans une rente qu'il ne rapporte pas en venant y vivre avec sa famille, il appauvrit incontestablement la localité où est située cette terre ; si, au contraire, il vient y demeurer plusieurs mois de l'année, il y amène de l'aisance par les salaires qu'il y paye, par ses consommations soldées en argent qui permet à la population de se donner un certain bien-être ; le fermier rentre dans une partie de l'argent qu'il a payé pour son fermage, le métayer dans une portion de la part qu'il laisse au propriétaire, non seulement pour les récoltes, mais encore sur la vente du bétail. Le village prospère par la présence d'une riche famille, il se ruine, si toujours la vente des récoltes ne sert qu'à alimenter le luxe des villes, la vie luxuriante des stations balnéaires. D'un autre côté, lorsque le cultivateur ne voit jamais le propriétaire du sol, lorsqu'il ne le connaît que parce qu'il lui paye une rente plus ou moins forte pour le loyer des champs que ce propriétaire ne connaît même pas et qu'il n'a jamais concouru à féconder, il ne peut que se creuser un abîme de plus en plus profond entre les familles du paysan et celles des propriétaires.

Il ne se forme plus de ces liens d'affection réciproque, de dévouement aux personnes que des échanges de services journaliers seraient de nature à rendre indissolubles.

La séparation se fait entre les classes sociales, des haines naissent indélébiles. Il n'y a plus alors d'influence morale heureuse, acquise par le plus instruit, le plus civilisé sur l'homme plus abrupt, plus ignorant. Sujet digne d'être médité par ceux qui veulent exercer de l'influence sur leur pays. Qu'au contraire le propriétaire demeure au milieu de ses métayers ou de ses fermiers, qu'il s'occupe des familles des laboureurs pour les aider ou pour les guider ; que des échanges de bons services aient lieu tous les jours, que l'argent gagné avec les récoltes du domaine soit au moins en partie dépensé dans le pays et le tableau change complètement !

Une union se fait, et elle est d'autant plus favorable à tous que désormais tous les hommes de la même génération se rencontreront sous les drapeaux, y prendront ensemble le même amour pour la patrie et arriveront à soutenir les mêmes institutions politiques. Espérons-le du moins.

Durant la civilisation romaine, l'absence des propriétaires de leurs grands domaines fut fatale à l'Italie. Qui ne connaît l'état déplorable que présente encore aujourd'hui la campagne romaine renommée naguère pour sa fécondité, et que l'abandon des possesseurs du sol a vouée à l'insalubrité et à la stérilité ! A l'époque moderne, on trouve un triste exemple des maux dus à l'absentéisme en Irlande, quoique la situation soit maintenant moins mauvaise qu'elle ne l'a été naguère. Le partage de la verte Erin entre les grands propriétaires anglais qui vivaient loin de l'île conquise a eu pour résultat la ruine de la contrée, la misère de ses habitants privés incessamment du produit de leurs récoltes. Le propriétaire éloigné des populations ne songeait pas à les secourir dans les années mauvaises ; il voulait toujours les mêmes revenus, que ses fermiers généraux lui payaient, en soumettant l'Irlandais à une foule d'exactions. De là des révoltes et du sang répandu à flots quand la faim ne suffisait pas pour tuer la résistance à un régime odieux ; de là l'exode sur une immense échelle qui poussait les habitants à abandonner un pays maudit. En France, lorsque la politique de Louis XIV appela à la cour de Versailles les propriétaires de tous les grands domaines et les condamna à dépenser plus que leurs revenus dans les fastes d'une représentation vaine, l'absentéisme se fit cruellement sentir dans nos provinces. De place en place on reconnaît encore sa déplorable influence. Partout où un château reste longtemps inhabité, on trouve ses populations rurales plus pauvres, plus hostiles aux classes dites dirigeantes. Il ne doit pas suffire de venir dans ses terres *en temps d'élection seulement*, il faut y prendre un pied solide par des habitudes longuement pratiquées. Le progrès agricole est arrêté par l'absentéisme, il est vivifié par l'entente cordiale du laboureur et du détenteur du sol.

Un autre fléau bien autrement terrible est l'alcoolisme des campagnes.

Qu'est-ce donc que cette maladie dont on parle sans cesse et que l'on connaît si peu.

Essayons, en laissant de côté les termes techniques, de mettre cette importante question d'hygiène agricole à la portée des travailleurs, tout en nous maintenant solidement sur le terrain scientifique.

Vers la fin de l'empire, un Américain qui s'est occupé avec talent de l'action de l'alcool sur le corps humain avait été reçu aux Tuileries, et là, devant un nombreux auditoire, il avait développé ses idées sur l'interdiction absolue de toute liqueur fermentée. On l'écouta avec déférence, puis on lui répondit que puisque la Providence avait doté notre pays de si bons vins, il semblait juste de les laisser boire.

Rousseau lui aussi avait condamné l'usage des boissons préparées par fermentation parce que, disait-il, la nature ne fournit rien de fermenté.

Plus près de nous de généreux champions de la tempérance

ont essayé de mettre la France au régime de l'eau. Ce sont les Anglais généralement qui conduisent cette croisade d'un nouveau genre. Les Français écoutent, sourient et boivent leur vin. Ils ont parfaitement raison, car *le vin ne produit jamais l'alcoolisme.*

Nos bons voisins d'outre-Manche se consoleront de notre abominable perversité en songeant qu'ils peuvent trouver chez eux, dans le pays où fleurit le pavot, de quoi défrayer pour longtemps leur zèle humanitaire.

Sans doute il peut arriver que des gens sobres, bien constitués, vivant hygiéniquement à la campagne d'une vie calme et régulière, puissent se contenter pour leur boisson d'une eau limpide, pure et fraîche lorsqu'ils ont la bonne fortune, plus rare qu'on ne le suppose, d'en avoir à leur portée. Mais pour le plus grand nombre *les boissons fermentées salubres, vin, cidre, bière, s'imposent comme un besoin de premier ordre*, on peut dire qu'elles sont absolument indispensables dans le monde où l'on travaille.

En dépit de la *National temperance league,* nous nous plaisons à constater que la nécessité des boissons fermentées est de tous les pays et de tous les temps. D'après le père Frassen, on buvait du vin quinze siècles avant Noé, et, de nos jours, on a découvert un parchemin égyptien contenant les reproches d'un père à son fils qui avait, paraît-il, la malencontreuse habitude de s'oublier dans les cabarets.

L'alcool regardé d'abord comme un poison ne tarda pas à être considéré comme un remède. D'après Arnaud de Villeneuve qui écrivait au xiiie siècle, il guérit les coliques, l'hydropisie, la fièvre quarte ; il ranime le cœur, conserve la jeunesse et dissipe les humeurs superflues ; en un mot c'est une véritable *eau-de-vie.*

Nous avons maintes fois entendu répéter par quelques *bonnes dames* dans les hameaux perdus de la basse Normandie les paroles si affirmatives de Villeneuve ; comme si cinq siècles écoulés n'auraient pas dû suffire pour voir disparaître d'aussi funestes erreurs ! comme si notre pauvre humanité était condamnée à retenir avec une incroyable ténacité les préjugés les plus dangereux !

Jusqu'au xvIᵉ siècle l'alcool était peu répandu ; c'était une curiosité que l'on se montrait religieusement dans les laboratoires des alchimistes, un remède que l'on vendait à petites doses dans l'officine des apothicaires. « Il y avait au commen- « cement de ce siècle des villes plus avancées où on allait « prendre son petit verre chez le pharmacien. »

Cependant peu à peu l'usage de l'eau-de-vie envahissait tous les états : le riche, le pauvre, l'homme civilisé et le barbare recherchaient la boisson nouvelle. La distillation du vin ne put fournir de quoi satisfaire tant d'appétits. Alors on distilla la pomme de terre, on distilla le riz, on distilla le blé avarié, on distilla l'avoine, on distilla le bois... on distilla tout.

Mais alors, *et alors seulement,* les maladies commencèrent à présenter de nouveaux caractères pendant que des maladies nouvelles apparaissaient de toutes parts.

On vit, non sans surprise, des hommes qui buvaient chaque jour de très petites quantités d'eau-de-vie devenir les victimes d'un empoisonnement lent, progressif, fatal *sans avoir jamais été en état d'ivresse.* Bien des buveurs étaient atteints qui ne savaient pas d'où partait le coup qui les frappait. Quelquefois une circonstance fortuite, même futile, venait révéler le mal et précipiter un dénouement funeste. Le vin, le vin lui-même, salutaire et inoffensif jusque-là, modifié par le vinage, disséminait la cruelle maladie. Les ivrognes n'étaient plus seulement des ivrognes. Un nouveau fléau venait s'ajouter à tous ceux qui menacent l'humanité et compromettre gravement l'avenir de la civilisation moderne.

En 1852, Magnus Huss, médecin suédois, fit paraître une

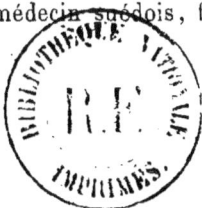

étude détaillée des perturbations que l'alcool produit dans le corps humain et donna à la maladie considérée dans son ensemble le nom d'alcoolisme.

Cette maladie, répétons-le sans cesse, car l'erreur sur ce point est la source de bien des maux, est une maladie récente *qui n'a rien de commun avec l'ivresse*, maladie aussi ancienne que l'humanité.

Loin de nous la prétention de faire ici une étude détaillée de l'alcoolisme. Il nous suffira pour montrer l'importance locale de la question de rappeler les conclusions de nos précédentes monographies, conclusions que nous considérons comme fondées puisqu'elles ont obtenu l'approbation des savants autorisés.

I. La quantité d'eau-de-vie de cidre consommée annuellement dans certaines communes de la basse Normandie est de quarante litres par habitant.

II. L'alcoolisme reconnaît surtout pour cause, *dans nos campagnes,* l'absence dans la ration journalière d'une quantité suffisante de protéine alimentaire, et doit être combattu : 1° par l'usage de la viande de boucherie ; 2° par l'observation scrupuleuse des lois de l'hygiène ; 3° par la stricte exécution des lois prescrivant la fréquentation de l'école et la répression de l'ivresse publique.

III. On observe fréquemment après l'abus de l'eau-de-vie de cidre, les crampes, les soubresauts des tendons, l'épilepsie, la dépravation, l'abrutissement.

IV. Le catarrhe chronique gastro-intestinal est endémique dans la basse Normandie chez les buveurs d'eau-de-vie de cidre.

V. L'eau-de-vie de cidre a ses accidents de prédilection, mais elle peut déterminer tous les troubles qu'occasionne l'eau-de-vie de vin.

VI. L'eau-de-vie de cidre détermine une dyspnée particulière avec suffocation imminente dont le mécanisme est encore inconnu.

VII. Dans un canton normand, le nombre des débits de boissons, depuis la loi du 17 juillet 1880, a augmenté dans la proportion de 27 p. 100. Dans ce même canton et pendant la même période le nombre des cas de folie de cause alcoolique, le nombre des morts accidentelles par excès de boisson, le nombre des condamnations pour ivresse publique ont augmenté.

VIII. Dans les pays où règne l'alcoolisme, lorsqu'on a du bon lait de vache, l'allaitement au biberon donne de meilleurs résultats que l'allaitement maternel.

IX. Dans nos campagnes la mortalité des enfants de un à trois ans s'élève de 8 à 14 p. 100 à mesure que l'allaitement au biberon est remplacé par l'allaitement au sein.

X. L'abandon de l'allaitement maternel pour l'allaitement artificiel n'est pas à invoquer, comme le veut M. le docteur Bergeron, pour expliquer la diminution de la population dans la basse Normandie. Pour que la proposition de l'honorable président de l'Académie de médecine devînt exacte, il faudrait en renverser les termes.

XI. L'alcoolisme est une maladie toute moderne qui atteint un très grand nombre de femmes plus encore dans les campagnes que dans les villes.

XII. L'alcoolisme des femmes de la campagne prend sa source dans l'*insuffisance de l'alimentation*; il dispose aux avortements et augmente tous les dangers de la parturition.

XIII. La décroissance de la natalité est en proportion directe de l'accroissement de l'alcoolisme des femmes.

XIV. L'alcoolisme des femmes constitue le plus grand péril social actuel, parce qu'il est le facteur le plus important dans la dissémination de l'alcoolisme.

XV. L'alcoolisme des femmes directement ou indirectement étouffe en germe la moitié des enfants qui auraient vu le jour.

XVI. La femme joue un rôle prépondérant dans l'alcoolisme héréditaire. C'est elle qui donne le jour à ces enfants irritables et rebelles parmi lesquels se recrutent les criminels précoces, honte et effroi de notre époque.

Ce rapide exposé montre l'étendue et l'importance exceptionnelle de l'alcoolisme et nous devons nous demander quels moyens il serait possible d'opposer à la marche sans cesse envahissante d'un pareil fléau.

Devons-nous attendre patiemment *des progrès matériels et intellectuels des populations* la diminution des ravages de l'alcool? Devons-nous répéter après Michel Lévy et tous les hygiénistes le fameux *Quid leges sine moribus?*

Nous répondrons hardiment : Non.

Ce n'est pas en Normandie, ce n'est pas dans un pays où on a vu, où on voit tous les jours les incomparables bienfaits d'une mesure législative qui sauve tant d'existences que nous devrions trouver des contradicteurs.

Les noms des Roussel et des Monod doivent fermer la bouche à ceux qui prétendent, à l'heure même où nous écrivons ces lignes, qu'il ne faut rien demander aux lois lorsqu'il s'agit de la moralisation des masses.

Ces mêmes savants affirment également qu'il serait regrettable de voir le gouvernement limiter le nombre des cabarets.

Nous avons pensé le contraire et nous avons écrit ces lignes; le lecteur jugera.

LA LOI DU 17 JUILLET 1880

ET LES

DÉBITS DE BOISSONS

DANS LE DÉPARTEMENT DE L'EURE

CHAPITRE PREMIER

**Le décret du 29 décembre 1851. — Les vœux de la Société française
de tempérance. — La loi du 17 juillet 1880.**

Il ne nous paraît pas inutile de placer en tête de notre travail
les diverses pièces du long débat qui a précédé la promulgation
de la loi du 17 juillet 1880. Ce rapide aperçu historique pourra
éviter des recherches assez longues dans les journaux spéciaux
et dans les recueils administratifs ; il aura également l'avantage
de nous rendre plus circonspects dans les appréciations que
nous aurons à formuler sur une loi assez justement placée entre
deux facteurs souvent en opposition : la liberté du commerce
et l'hygiène générale.

DÉCRET DU 29 DÉCEMBRE 1851

Le Président de la République ;
Sur le rapport du ministre de l'intérieur,
Considérant que, dans les campagnes surtout, les cafés, cabarets et
débits de boissons sont devenus, en grand nombre, des lieux de réunion et d'affiliation pour les Sociétés secrètes, et ont facilité d'une
manière déplorable le progrès des mauvaises passions ;

Considérant qu'il est du devoir du gouvernement de protéger, par des mesures efficaces, les mœurs publiques et la sûreté générale,

Décrète :

Art. 1er. — Aucun café, cabaret ou autre débit de boissons à consommer sur place ne pourra être ouvert à l'avenir sans la permission préalable de l'autorité administrative.

Art. 2. — La fermeture des établissements désignés en l'article 1er qui existent actuellement ou qui seront autorisés à l'avenir pourra être ordonnée par arrêté du Préfet, soit après une condamnation pour contravention aux lois et règlements qui régissent ces professions, soit par mesure de sûreté publique.

Art. 3. — Tout individu qui ouvrira un café, cabaret, etc., sans autorisation préalable ou contrairement à un arrêté de fermeture pris en vertu de l'article précédent, sera poursuivi devant les tribunaux correctionnels et puni d'une amende de 25 à 500 francs et d'un emprisonnement de 6 jours à 6 mois.

L'établissement sera immédiatement fermé.

Art. 4. — Le ministre de l'intérieur est chargé de l'exécution du présent décret.

Fait au Palais de l'Elysée, le 26 décembre 1851.

LOUIS-NAPOLÉON BONAPARTE

Le ministre de l'intérieur,

A. DE MORNY.

Le 2 décembre 1872, M. Emile Bouchet, membre de l'Assemblée nationale, proposait une loi relative à la modification du décret que nous venons de reproduire et appuyait sa proposition par les considérations suivantes :

(Résumé de l'exposé des motifs.)

Au lendemain du coup d'État de 1851, si fatal à la France, on vit s'accumuler dans notre législation des décrets tyranniques répondant tous au système qui devait asservir la nation pendant dix-neuf ans et la précipiter dans les plus affreuses aventures.

Jaloux de concentrer, sous les yeux d'une police vigilante et passionnée, les opinions de chacun, le gouvernement voulut courber sous son autorité tous les établissements publics où peuvent se réunir les citoyens.

Nul ne devait exploiter un café, ou un cabaret, ou un débit de boissons quelconque s'il n'était dévoué jusqu'à la délation au nouveau pouvoir.

Les deux premiers articles du décret du 29 décembre 1851 font dépendre uniquement du bon plaisir administratif une industrie considérable. On ne peut se méprendre sur le but d'une semblable mesure. En reportant son souvenir sur ce qu'étaient les préfets de l'empire, on est frappé de la sujétion directe sous laquelle étaient placés les débitants vis-à-vis de cette police intérieure, beaucoup plus soucieuse des intérêts dynastiques des Bonaparte que de l'ordre public.

Tout cafetier devenait l'auxiliaire de cette force qui longtemps régna par la terreur et toujours par les dénonciations anonymes.

Avant de délivrer des autorisations, qui n'étaient accordées qu'à bon escient aux plus zélés serviteurs de l'empire, l'administration en était arrivée à les répandre à profusion pour détourner le peuple de ses vrais intérêts.

Démoraliser pour régner : telle semble avoir été la formule du régime impérial pendant les dernières années de sa funeste existence.

Quant au dernier article, qui, tout particulièrement, appelle une prompte réforme, il frappe de l'amende et de la prison cumulées la plus légère infraction à ce décret tyrannique. Chacun a pu être témoin des excès de rigueur dans lesquels étaient fatalement entraînés les tribunaux correctionnels. Même en appliquant le minimum, ils devaient, sur un simple rapport de police, punir de cette peine de l'emprisonnement qui déconsidère toujours, quel qu'en soit le motif, de malheureux et honnêtes restaurateurs qui s'étaient oubliés à servir une bouteille de vin ou un flacon de liqueur sans accompagner ces boissons d'un service de mets. On pourrait citer plusieurs condamnations prononcées contre des cultivateurs de la campagne qui, dans l'ignorance de nos incroyables ressources pénales, ne pensaient point mal faire en laissant se désaltérer chez eux des chasseurs ou des voyageurs fatigués.

Je considère comme absolument nécessaire, dit M. Bouchet, la prompte revision d'une législation aussi abusive, ayant son point de départ dans un odieux intérêt politique. Le gouvernement de la République n'a point à sacrifier *la liberté* d'une branche d'industrie à des spéculations dynastiques.

Toutefois, on ne peut méconnaître que, si cette liberté doit être respectée par le législateur, il est cependant nécessaire de la *réglementer* pour assurer l'ordre public.

Il est incontestable que la multiplication des cafés, cabarets et autres débits de boissons peut entraîner de très fàcheux résultats. Elle encourage l'ivresse en la facilitant et engendre les nombreux effets de cette déplorable passion. Troubles du foyer domestique, penchant à la paresse, abaissement du niveau intellectuel de la classe ouvrière surtout, rixes et désordres dans la rue, etc., etc., tout pourrait être la conséquence d'une licence absolue accordée à ce commerce.

Mais si on retrouve de très loin, pour l'Etat, la nécessité de régir cette matière, on est frappé de l'intérêt direct et spécial qu'ont les municipalités à surveiller les mœurs des habitants.

Il serait donc beaucoup plus sage de partager, entre le représentant du pouvoir central et l'autorité locale, le soin d'accorder, suspendre ou retirer l'autorisation d'ouvrir un débit de boissons quelconque que d'en investir le Préfet seul.

Ces deux contrôles auraient chacun le droit de signaler à l'autre les abus qu'il aurait constatés, mais aucune mesure ne pourrait être prise sans leur concours commun.

Voici quelle fut la rédaction présentée à la Chambre des députés :

« Art. 1ᵉʳ. — Aucun café, cabaret, etc., ne pourra être ouvert à l'avenir sans la permission préalable du maire agissant en vertu d'une délibération du conseil municipal approuvée par le Préfet.

« A défaut par le Préfet d'approuver une première délibération, si une seconde intervient et qu'il persiste dans son refus, il devra transmettre les deux délibérations et ses observations au ministre qui prononcera souverainement.

« Art. 2. — La fermeture des établissements sus-mentionnés qui existent actuellement ou qui seront autorisés à l'avenir pourra être ordonnée dans la forme et par la procédure indiquée en l'article premier soit après une contravention aux lois et règlements qui concernent ces professions, soit par mesure de sûreté publique.

« Art. 3. — Tout individu qui ouvrira un café, etc., sans autorisation préalable ou contrairement à un arrêté de fermeture sera poursuivi devant les tribunaux correctionnels et puni d'une amende de 25 à 500 francs ou d'un emprisonnement de six jours à six mois. L'établissement pourra être fermé immédiatement par décision du tribunal ou arrêté municipal. »

La 15° commission d'initiative, après avoir constaté qu'elle était en parfait accord avec M. Bouchet sur la nécessité de réglementer l'industrie spéciale des cabaretiers, rejeta, à l'unanimité, la prise en considération de ce projet de loi.

Il parut avec beaucoup de raison, selon nous, que les conseils municipaux n'offraient pas les garanties suffisantes d'impartialité et de fermeté ; on craignait de les voir obéir aux inspirations de la passion locale et on voulut aussi sans doute leur éviter le rôle difficile d'arbitres équitables entre les intérêts concurrents. On peut ajouter qu'il y avait quelque chose de singulier à voir un conseil municipal, en matière de police, tenir en échec un préfet toujours armé du Droit de Suspension.

La question ainsi réveillée resta stationnaire jusqu'au 16 mars 1876.

Dans la séance de ce jour M. Sansas s'exprima ainsi : (résumé).

Après le coup d'État, le régime de l'arbitraire plus ou moins dissimulé, fut violemment substitué au régime de liberté si souvent promis à la France, et qu'elle attend encore.

La liberté d'industrie était une des conquêtes les plus importantes de 1789, mais bientôt le droit fondamental reconnu à tous les Français fut transformé en instrument de despotisme.

Ainsi, une industrie importante, intéressant au plus haut point le public et un nombre infini de particuliers, devint un monopole livré au bon plaisir de l'administration et les établissements déjà fondés n'échappaient même pas à l'arbitraire administratif.

De par la loi, au nom de la sûreté générale dont l'administration peut toujours évoquer le fantôme, la fortune, l'existence même de toute une classe de citoyens est livrée au bon plaisir des préfets et de leurs représentants.

C'est l'arbitraire uni à l'hypocrisie.

C'est l'expropriation sans indemnité.

C'est le servilisme ou la misère.

De pareilles lois sont un opprobre pour le gouvernement qui les fait comme pour le peuple qui les subit...

La proposition de M. Sansas était la suivante, article unique: Est abrogé le décret du 29 décembre 1851 sur les cafés, cabarets et débits de boisson.

Sur le rapport de M. Malezieux fait à la Chambre des députés le 19 mai 1876 demandant la prise en considération, aucune observation n'a été produite, et, la commission nommée pour examiner la proposition de M. Sansas a choisi pour président M. Sansas et pour secrétaire M. Cosson.

Le 10 juin suivant le député M. Mention proposa l'adoption d'une loi sur les cafés, cabarets et débits.

Nous pensons, dit, en substance, l'auteur du projet de loi, que, s'il est de toute justice d'abroger le décret de 1851, qui consacre l'arbitraire et lèse les intérêts les plus légitimes et les plus sacrés de la propriété, il est également indispensable de soumettre à des règles fixes, déterminées par une loi, l'industrie des débits de boissons afin d'établir sur des bases solides la liberté de ce commerce, en lui donnant de sérieuses garanties, et en le préservant des abus et des écarts qui le compromettraient.

En conséquence nous déposons la proposition de la loi suivante :

« Article unique.—Le décret du 29 décembre 1851 est aboli. Il est remplacé par la loi dont suit la teneur.

« Art. 1er. — Toute personne âgée de vingt-un ans au moins, qui ouvrira un débit, sera tenue de faire une déclaration préalable au maire et d'y joindre : 1° un extrait de son casier judiciaire constatant qu'il n'existe à sa charge aucune condamnation ayant entraîné la peine de l'emprisonnement; 2° un certificat constatant que la déclaration prescrite par les articles 50, 144 et 171 de la loi du 28 avril 1816 a été faite au bureau des contributions indirectes et qu'une licence a été obtenue.

« Art. 2.—Dans les deux jours le maire transmettra la demande au Préfet pour les chefs-lieux de département et aux sous-préfets pour les chefs-lieux d'arrondissement. Si les formalités requises ont été remplies, ces fonctionnaires prendront un arrêté d'autorisation, lequel sera immédiatement notifié à la partie intéressée.

« Art. 3. — Les cafés, etc., étant des lieux publics sont soumis à la surveillance de l'autorité municipale, conformément aux lois des 16-24 août 1790, titre XI, art. 3, n° 3, et du 18 juillet 1837, article 10, paragraphe 1 ; les maires déterminent par des arrêtés les heures de fermeture et prennent toutes les mesures nécessaires pour le maintien de l'ordre et la tranquillité publique.

« Art. 4. — Toutes les infractions au règlement tombent sous l'application des articles 471, paragraphe 15 et 474 du Code pénal. En cas de récidive et après quatre condamnations encourues dans la même année, le tribunal de simple police pourra ordonner la fermeture de l'établissement pendant un mois au moins et trois mois au plus.

« Le jugement sera susceptible d'appel.

« Art. 5. — En cas de condamnation pour crime ou délit entraînant la peine de l'emprisonnement, l'arrêt ou le jugement ordonnera la fermeture de l'établissement.

« Art. 6.—Tout individu qui aura ouvert un café, etc., sans

avoir fait la déclaration prescrite, sera poursuivi devant le tribunal correctionnel et condamné à une amende de 26 à 100 fr. ; il sera en outre privé pendant une année du droit d'ouvrir un établissement. »

Dans la séance du 20 juin, M. Bernier, au nom de la 3ᵉ commission d'initiative parlementaire, déposa sur le bureau de la Chambre des députés un rapport sommaire sur la proposition de M. Mention.

Le rapport concluait à la prise en considération et demandait le renvoi à la commission chargée d'examiner la proposition de M. Sansas.

Dans sa séance du 26 juin, la Chambre adopta les conclusions de la commission.

Le 17 mars 1877, M. de Sonnier, rapporteur de la commission chargée d'examiner les propositions Sansas et Mention, modifia, en approuvant le principe, quelques-unes des dispositions projetées, et formula son opinion dans un nouveau projet de loi que nous résumons :

« Art. 1ᵉʳ. — Le décret de 1851 est abrogé.

« Art. 2. — A l'avenir toute personne qui voudra ouvrir un café, fera quinze jours à l'avance une déclaration indiquant ses nom, prénoms, lieu de naissance, profession et domicile, la situation du débit et le titre auquel elle doit le gérer.

« Art. 3 — Toute mutation dans la personne du propriétaire ou du gérant devra être déclarée dans les quinze jours qui suivront.

« Art. 5 et 6. — Les mineurs non émancipés, les interdits, les individus condamnés pour crimes de droit commun, pour vol, recel, escroquerie, filouterie, abus de confiance, recel de malfaiteurs, outrage public à la pudeur, excitation des mineurs à la débauche, tenue d'une maison de jeu, vente de marchandises nuisibles à la santé, etc., ne peuvent exploiter des débits de boissons. »

Si à cette même époque nous quittons la Chambre pour assister à une des séances de la Société française de tempérance, nous entendons M. Lunier proposer à la commission de législation de formuler les vœux de la Société sur cette importante question.

M. Duverger dit que le décret de 51 sera vraisemblablement abrogé et qu'il y a lieu de faire connaître les vœux de la Société de tempérance aux membres des assemblées législatives, car il importe que le décret de 51 soit remplacé par une loi favorable à la cause de la tempérance.

Après une discussion à laquelle prirent part MM. Desjardins, le baron Larrey, Boinet, Duverger et Lunier. M. le secrétaire général proposa (14 juin 1876) de confier à la commission de législation le soin de formuler les vœux de la Société, conformément à une note rédigée par M. Duverger et aux observations que la discussion avait fait surgir.

La commission de législation de la Société de tempérance, composée à cette époque de MM. Colmet, Daage, Duverger, Glandaz, Laboulaye, Baron Pron, Reverchon, Pont, Théophile Roussel, Manuel, de Rozière, Wolowski et Schœlcher, formula ainsi qu'il suit les desiderata de la société,

La Société est alarmée des conséquences que produirait, relativement à la morale et à l'hygiène, l'abrogation pure et simple du décret de décembre 1851 sur les débits de boissons. Se renfermant dans son objet, la Société n'entend manifester aucune opinion sur le décret de 1851, considérée au point de vue de la liberté de l'industrie ou à celui du respect de la propriété; mais en présence des propositions d'abrogation et de modification de ce décret, la Société, dont le but est de prévenir l'abus des boissons alcooliques, demande au législateur la permission de lui soumettre les vœux suivants :

I

La loi maintiendra le principe de l'autorisation préalable pour l'ouverture des débits de boissons ; elle conservera à l'autorité, qui sera investie du droit de donner les permissions d'ouverture, le droit de retirer ces permissions.

Il est incontestable que la liberté illimitée favoriserait le développement de l'ivrognerie et les progrès de l'alcoolisme. Pour prévenir ces conséquences, la loi peut-elle restreindre la liberté de l'industrie des débitants ? Elle le peut certainement au nom des intérêts supérieurs de la morale et de l'hygiène.

L'intérêt financier de la nation suffit pour réserver à l'Etat la fabrication du tabac. C'est premièrement dans l'intérêt de la santé publique que la loi subordonne la formation de certains établissements à une autorisation préalable et qu'elle permet d'ordonner la suppression de ces établissements « en cas de graves inconvénients pour la salubrité publique, la culture ou l'intérêt général » art. 12 du décret du 15 octobre 1810. En 1872, un décret a soumis plus de dix industries à l'accomplissement des formalités prescrites pour les ateliers insalubres dangereux ou incommodes (décret du 31 janvier 1872).

Déjà la loi du 23 janvier 1873 place les débitants de boisson dans une condition exceptionnelle. A leur égard seulement le fait d'avoir donné à boire à des gens manifestement ivres, celui d'avoir servi des liqueurs alcooliques à des mineurs âgés de moins de seize ans sont des contraventions et deviennent des délits en cas de deuxième récidive (art. 4 et 5).

En Angleterre, l'ouverture des débits de boissons est subordonnée à l'autorisation préalable sous forme de délivrance d'une licence.

II

La loi exigera que l'autorité chargée par elle de donner la permission d'ouvrir un débit consulte le conseil d'hygiène du département ; elle chargera ce conseil d'examiner, chaque année, s'il y a lieu d'exprimer à l'autorité compétente, le vœu que le nombre des débits soit réduit dans telle ou telle commune.

Le conseil d'hygiène connaîtrait facilement la situation des diverses parties du département, en ce qui touche l'ivrognerie et l'alcoolisme ; il combattrait les demandes d'autorisation inopportunes et solliciterait les suppressions qui lui paraîtraient nécessaires.

III

La loi déterminera le maximum du nombre des débits qui pourront être autorisés dans une commune.

Une limite écrite dans la loi donnerait, à l'autorité chargée de statuer sur les demandes d'autorisation le moyen d'écarter beaucoup de ces demandes sans être taxée de rigueur excessive.

Cette limite devrait être, suivant la Société de tempérance : un débit au plus par 200 habitants. Si de 200 habitants on retranche les femmes, les enfants et les malades, ceux des pères de famille qui comprennent et pratiquent leurs devoirs, il reste 25 ou 30 personnes qui fréquentent le café ou le cabaret, et pour lesquelles un débit est suffisant. Toutefois, pour éviter les inconvénients du monopole, la loi permettrait d'accorder deux autorisations dans les communes qui compteraient moins de 400 habitants.

La limitation ne serait pas applicable aux autorisations temporaires concernant les foires, les marchés, fêtes locales, ou agglomérations accidentelles d'ouvriers.

IV

A l'exemple de la législation suédoise la loi française distinguera entre les débits de boissons non distillées et les débits dans lesquels sont consommées sur place des boissons distillées : ces derniers seront assujettis à une patente ou licence plus forte que celle des autres débits.

Cette distinction rendrait plus difficile l'exploitation des débits les plus dangereux ; elle permettrait d'accorder de préférence l'autorisation aux débits de boissons non distillées.

La question ainsi préparée paraissait tomber de nouveau dans l'oubli lorsque M. de Gasté, député, demanda et obtint, le 22 juin 1877, une discussion d'urgence à l'Assemblée législative.

Les articles du projet de la commisson furent votés sans discussion et l'ensemble de la loi fut adopté à la majorité de 348 voix, tous les autres membres s'étant abstenus.

Dans la séance du 7 novembre 1877, le Sénat décida, conformément aux précédents en pareille matière, que les propositions de loi dues à l'initiative parlementaire de la dernière Chambre qui avaient été renvoyées au Sénat ne seraient pas maintenues à l'ordre du jour. La proposition relative à l'abrogation du décret de 1851 était de ce nombre.

Cette décision motiva de la part de M. de Gasté, le 12 novembre 1877, la présentation d'une nouvelle proposition de loi reproduisant textuellement celle qui avait été adoptée par la Chambre le 22 juin 1877.

M. de Gasté ayant refusé de demander l'urgence, sa proposition a été renvoyée à la commission d'initiative parlementaire et a été l'objet :

1° Le 26 novembre 1877, d'un rapport de M. Martin Feuillée concluant à la prise en considération ;

2° D'un renvoi à une commission spéciale ;

3° 8 décembre 1877, d'un nouveau rapport de M. de Sonnier.

Le 14 janvier 1878 l'ordre du jour de la Chambre appelait la discussion de cette proposition ; sur la demande du rapporteur elle a été renvoyée à un autre jour, la commission n'ayant pas encore pu s'entendre avec M. de Marcère à qui elle avait demandé une conférence.

La proposition de Gasté revint le 22 mars 1878 devant la Chambre, qui après une longue discussion l'adopta à la majorité de 334 voix contre 57.

Au cours de cette discussion de nombreuses observations furent présentées.

M. Mention avait proposé un amendement en vertu duquel la déclaration exigée par l'article 2 du projet de loi pour l'ouverture d'un débit aurait été transmise dans les deux jours par le maire au préfet ou au sous-préfet qui en aurait délivré immédiatement récépissé. Cette disposition avait pour but d'éviter aux maires les difficultés que ne manquerait pas de leurs susciter la formalité de la déclaration préalable.

Cet amendement fut repoussé.

M. Lenglé avait proposé de maintenir l'article unique qui abroge le décret de 51 et de repousser tous les autres.

M. Cherpin aurait voulu, lui aussi, que la profession de cabaretier fut assimilée à toutes les autres.

M. de Marcère, ministre, combattit avec ardeur les amendements Lenglé et Cherpin, qui furent repoussés à la majorité de 302 voix contre 70.

« Ces amendements, dit le ministre, vont permettre à la Chambre de se prononcer sur le principe même de la loi en délibération, car ils soulèvent la question de savoir s'il appartient aux pouvoirs publics d'exiger certaines garanties, certaines conditions pour l'exercice d'une industrie, alors qu'on n'en exige pas pour les autres.

« Les conditions, les garanties dont il s'agit dans cette loi, vous les connaissez et vous penserez avec nous qu'on peut les exiger de la profession que vous réglementez.

« Il faut se prononcer là-dessus et très nettement et aussi faire connaître les motifs de la résolution qu'on va voter.

« Le gouvernement, la commission et avant elle l'ancienne Chambre ont pensé que la profession de cabaretier ne pouvait pas être abandonnée absolument à la fantaisie, au caprice, à la volonté des citoyens.

« Les motifs qui ont inspiré l'auteur du décret de décembre 51

3

et ceux qui inspirent la législation actuelle sont bien différents, mais enfin nous ne voulons pas non plus abandonner les garanties que nous reconnaissons nécessaires.

« Pourquoi, messieurs ? C'est là le terrain de la discussion.

« Aussitôt que nous nous serons entendus sur les raisons de nous décider, je crois que, sur la question des garanties, il ne pourra pas y avoir de difficulté.

« Ces garanties, en effet, portent sur des personnes spécifiées dans les articles de la loi ; il s'agit de gens tarés frappés par la justice pour des faits que la conscience de tout le monde réprouve. Par conséquent, sur la qualité des conditions, il n'y a pas de difficulté.

« Mais ce qui vous touche, c'est de savoir si, en principe, on peut imposer des garanties et des conditions à cette profession spéciale du cabaretier.

« On vous dit : mais, vous allez entrer dans une voie funeste, vous imposez des conditions à l'exercice du commerce et de l'industrie, si vous le faites pour les cabaretiers, vous serez condamnés à le faire peu à peu, successivement, pour toutes les autres professions.

« ... Le cabaret est un lieu de commerce et un lieu de réunion, par conséquent c'est un endroit où se fait un commerce qui appelle nécessairement sur lui l'attention des pouvoirs publics, l'œil de la police, la répression de la justice.

« Voilà pourquoi le cabaret ne peut être assimilé au magasin des autres commerçants.

« Dans ce lieu de réunion peuvent se rencontrer des déclassés, des hommes voués au crime, des gens habitués à vivre de méfaits... Il peut s'y trouver des gens qui s'occupent plus que de raison et hors de propos de questions politiques.

« Il faut donc que l'autorité puisse avoir les yeux ouverts sur les cabarets et que nous prenions des garanties.

« Ces garanties doivent être prises sur la personne même de celui qui dirige l'établissement. Si un homme a été frappé par la justice pour avoir commis un vol, une escroquerie, pour avoir excité des mineurs à la débauche, pour s'être rendu coupable d'autres méfaits encore, et qu'il lui soit permis d'ouvrir un cabaret, la garantie existera, mais au profit des consommateurs habituels et contre la Société.

« Ce serait une loi retournée... un refuge offert aux malfaiteurs.

« C'est une loi de liberté qu'on vous propose et non une loi de licence. »

La proposition de loi adoptée par la Chambre le 22 mars 1878, fut transmise au Sénat le 23 et renvoyée par lui à une commission qui ne présenta son rapport que dans la séance du 14 mai 1880 par l'organe de M. Lamorte.

Enfin, le 3 juin 1880, à la majorité de 195 voix sur 196 votants, le Sénat, après de courtes observations, adopta la loi dans laquelle la commission avait introduit quelques changements de peu d'importance.

La Chambre, dans sa séance du 22 juin 1880, adopta les amendements introduits par le Sénat.

Il y avait près de trente ans que le décret de décembre 51 était en vigueur et la nouvelle loi avait exigé un travail préparatoire qui avait duré pendant huit ans.

Loi du 17 juillet 1880,

portant abrogation du décret du 29 décembre 1851 sur les cafés, cabarets et débits de boissons.

(Texte complet.)

« Le Sénat et la Chambre des députés ont adopté :

Le président de la République promulgue la loi dont la teneur suit :

Art. 1er. — Le décret du 29 décembre 1851 sur les cabarets, cafés, et débits de boissons à consommer sur place est abrogé.

Art. 2. — A l'avenir toute personne qui voudra ouvrir un café, cabaret ou autre débit de boissons à consommer sur place sera tenu de faire, quinze jours au moins à l'avance et par écrit, une déclaration indiquant :

1° Ses nom, prénoms, lieu de naissance, profession et domicile ;

2° La situation du débit ;

3° A quel titre elle doit gérer le débit et les nom, prénoms, profession et domicile du propriétaire, s'il y a lieu.

Cette déclaration sera faite à la mairie de la commune ou le débit doit être établi. A Paris elle sera faite à la préfecture de police.

Il en sera donné immédiatement récépissé.

Dans les trois jours de cette déclaration, le maire de la commune où elle aura été faite en transmettra copie intégrale au procureur de la République de l'arrondissement.

Art. 3. — Toute mutation dans la personne du propriétaire ou du gérant devra être déclarée dans les quinze jours qui suivront.

La translation du débit d'un lieu dans un autre devra être déclarée huit jours au moins à l'avance.

La transmission de ces déclarations sera faite aussi au procureur de la République de l'arrondissement, conformément aux propositions édictées dans le précédent article 2.

Art. 4. — L'infraction aux dispositions des deux précédents articles sera punie d'une amende de 16 à 100 francs.

Art. 5. — Les mineurs non émancipés et les interdits ne peuvent exercer par eux-mêmes la profession de débitants de boissons.

Art. 6. — Ne peuvent non plus exploiter des débits de boissons à consommer sur place :

1° Tous les individus condamnés pour crimes de droit commun ;

2° Ceux qui auront été condamnés à un emprisonnement d'un mois au moins pour vol, recel, escroquerie, filouterie, abus de confiance, recel de malfaiteurs, outrage public à la pudeur, excitation des mineurs à la débauche, tenue d'une maison de jeu, vente de marchandises falsifiées et nuisibles à la santé, conformément aux articles 379, 401, 405, 406, 407, 408, 248, 330, 410 du Code pénal, et à l'article 2 de la loi du 27 mars 1851.

L'incapacité sera perpétuelle à l'égard de tous les individus condamnés pour crimes. Elle cessera cinq ans après l'expiration de leur peine à l'égard des condamnés pour délits, si pendant ces cinq années ils n'ont encouru aucune condamnation correctionnelle à l'emprisonnement.

Art. 7. — Les mêmes condamnations, lorsqu'elles seront prononcées contre un débitant de boissons à consommer sur place, entraîneront de plein droit contre lui, et pendant le même délai, l'interdiction d'exploiter un débit, à partir du jour où les mêmes condamnations seront devenues définitives.

La même interdiction atteindra aussi tout débitant qui viendrait à être condamné à un mois au moins d'emprisonnement en vertu des articles 1 et 2 du 23 janvier 1873 pour la répression de l'ivresse publique.

Le débitant interdit ne pourra être employé à quelque titre que ce soit dans l'établissement qu'il exploitait, comme attaché au service de celui auquel il aurait vendu ou loué, ou par qui il ferait gérer ledit établissement, ni dans le même établissement qui serait géré par son conjoint séparé.

Art. 8. — Toute infraction aux dispositions des articles 5, 6 et 7 sera punie d'une amende de 16 à 200 francs. En cas de récidive l'amende pourra être doublée et le coupable pourra en outre être condamné à un emprisonnement de six jours à un mois.

Art. 9. — Les maires pourront, les conseils municipaux entendus, prendre des arrêtés pour déterminer sans préjudice des droits acquis les distances auxquelles les cafés et débits de boissons ne pourront être établis autour des édifices consacrés à un culte quelconque, des cimetières, des hospices, des écoles primaires, collèges ou autres établissements d'instruction publique.

Art. 10. — Les individus qui, à l'occasion d'une foire, d'une vente, ou d'une fête publique, établiraient des cafés ou débits de boissons ne seront pas tenus à la déclaration prescrite à l'article 2, mais ils devront obtenir l'autorisation de l'autorité municipale.

En cas d'infraction à la présente disposition le débit sera immédiatement fermé et le contrevenant puni de la peine portée à l'article 4.

Art. 11. — Les infractions ou contraventions au règlement de police continueront à être punies des peines de simple police.

Art. 12. — L'article 463 du Code pénal sera applicable à tous les délits et contraventions prévus par les articles ci-dessus. »

Deux circulaires de M. de Faillères ont donné toutes les explications nécessaires au sujet de la loi du 17 juillet et en ont assuré partout la parfaite application.

Quatre ans se sont écoulés depuis la promulgation de la loi du 17 juillet 1880, lorsque la Société française de tempérance cherche à se rendre compte des résultats qu'elle a produits au point de vue spécial qu'elle poursuit.

Dans la séance du 1er juillet 1884 la question est nettement posée par M. Lunier.

M. Lunier. — « J'ai l'honneur de vous proposer de mettre au concours la question suivante, que le conseil dans sa dernière séance a décidé d'adresser à M. le ministre de l'instruction publique pour être mis à l'ordre du jour du prochain congrès des Sociétés savantes : « Étudier sur un point déterminé du territoire français l'influence de la loi du 17 juillet 1880 d'un côté sur le nombre des débits de boissons et de l'autre sur le chiffre des condamnations pour ivresse publique, des morts accidentelles déterminées par des excès de boissons, des folies et des suicides de cause alcoolique. »

M. de Gasté. — « Si j'ai proposé et si la Chambre des députés a voté l'abrogation du décret du 29 décembre 1851 sur les débits de boissons, c'est que ce décret avait surtout pour but de mettre les cabaretiers entre les mains du pouvoir et d'en faire des agents électoraux.

M. Lunier. — « Je ne critique pas ce qui a été fait, mais comme la loi du 17 juillet 1880 qui a abrogé le décret du 29 décembre 1851 ne lui a, selon moi du moins, rien substitué de satisfaisant au point de vue du but que poursuit la Société de tempérance, je voudrais que les conséquences morales de cette loi fussent étudiées chiffres en main et il m'a paru rationnel de recommander cette question aux concurrents.

M. Duverger. — « Je dois rappeler au conseil qu'il y a quelques années la Société a exprimé le vœu que la loi, en prévenant l'arbitraire, maintînt le principe de l'autorisation préalable pour l'ouverture des débits de boissons.

M. de Nervaux. — « Le nombre des cabarets a beaucoup augmenté depuis la loi du 17 juillet 1880 et il serait bon que des recherches statistiques bien faites en fissent ressortir les conséquences.

M. de Gasté. — « Je ne m'oppose pas à ce que la question soit mise au concours. »

La proposition de M. Lunier est adoptée à l'unanimité.

Il y a un an, nous avons présenté au concours un mémoire intitulé *Remarquables effets de la loi du 17 juillet,* 1885.

Ce mémoire a été l'objet d'un rapport de M. le docteur Decaisne que nous devons reproduire, parce que notre travail actuel nous présentera de nombreux points de comparaison à établir avec celui qui l'a précédé.

Voici comment s'est exprimé l'éminent rédacteur scientifique de la *France :*

« L'auteur a étudié les effets de la loi du 17 juillet 1880 dans 25 communes du département de l'Orne formant la totalité du canton de Putanges et une partie d'un canton limitrophe. Il aurait pu étendre ses recherches plus loin, mais il a préféré les limiter aux points qu'il pouvait explorer lui-même, pour apporter dans son travail plus d'exactitude. Il déclare d'ailleurs que plusieurs de ses confrères lui ont montré que leurs observations personnelles lui permettaient d'affirmer que la situation était la même, ou à peu près, dans les cantons environnants.

« Dans les 25 communes dont la population était au 1er janvier 1880 de 11,912 habitants, le nombre des débits de boissons s'élevait à 105 ; il y avait donc à cette époque 1 débit pour 113 habitants. Dans certaines communes il y avait 1 débit pour 82 habitants et même 1 débit pour 40 habitants.

« En 1884 il y a 1 débit de boissons pour 90 habitants. Dans 11 communes le nombre des débits est resté stationnaire. Dans 12 communes il a augmenté. Dans 2 communes il a diminué. A Bazoches, où il n'y a ni foire ni marché, il existe 1 débit pour 65 habitants, à Rabodanges 1 pour 72, à Putanges 1 pour 33.

« En 1880 la population était de 11.912 habitants avec 105 débits.

« La population en 1884 est de 11,215 habitants avec 125 débits. Avant la loi 1 débit pour 113 habitants, après la loi 1 débit pour 90 habitants.

« En résumé, en tenant compte comme il convient de la diminution de la population, on trouve que depuis l'application de la loi du 17 juillet 1880 le nombre des débits de boissons a augmenté dans la proportion considérable de 27 p. 100.

« Dans la période antérieure à la loi du 17 juillet 1880, que l'auteur fait commencer au 1er janvier 1877 et termine au 17 juillet 1880, il constate que le nombre des condamnations pour ivresse publique a été de 40 sur une population de 11,912. Dans la période postérieure commençant au 17 juillet 1880 et finissant le 14 février 1884 le nombre est devenu 64 pour 11,215 habitants.

« Ainsi sur 1,000 habitants (période antérieure à la loi) 3,35 condamnations 3, sur 1.000 habitants (période postérieure à la loi) 5,70 condamnations.

« Dans la période antérieure, le nombre des morts accidentelles a été de 3 (population de 11.912), dans la période postérieure il a été de 4 (population 11,215).

« Le nombre des cas de folie de cause alcoolique a été de 3. dans la période antérieure comme dans la période postérieure, malgré la diminution de la population.

« L'auteur fait observer que le nombre des débits clandestins égale ou dépasse celui des débits autorisés. Il pourrait en citer 4 dans une commune de 300 habitants et 10 dans une autre. « Et puis, dit-il, chaque maison n'est-elle pas un débit. »

« Voici les conclusions de l'auteur qui montrent dans tout leur jour, pour un canton normand, les déplorables effets de la loi du 17 juillet 1880 :

« 1° Nous n'avons pas à parler des suicides ;

« 2° Le nombre des cas de folie alcoolique a légèrement augmenté ;

« 3° Le nombre des morts accidentelles déterminées par les excès de boissons a augmenté ;

« 4° Le nombre des condamnations pour ivresse publique a doublé ;

« 5° Le nombre des débits de boissons a augmenté dans la proportion de 27 p. 100.

« Ce mémoire fait avec le plus grand soin répond d'une manière précise aux questions posées par la Société. Il serait à désirer qu'il provoquât dans toute la France d'autres travaux semblables. »

Pour répondre en ce qui nous concerne au vœu émis par notre trop bienveillant rapporteur, nous entreprenons aujourd'hui de nouvelles recherches sur une population de près de 400,000 habitants.

Nous pénétrant de la pensée qui a dicté à nos juges la question mise au concours, nous n'avons pas tardé à comprendre que, même sur une population considérable, les chiffres qui représentent les morts accidentelles, les suicides et les folies de cause alcoolique sont trop minimes pour pouvoir entrer sérieusement en ligne de compte. De plus, les statistiques de cette nature, nous le savons *de visu*, sont fréquemment erronées.

Dès lors une question capitale s'impose à notre esprit : « Le nombre des débits de boissons peut-il exercer une influence sur les quantités d'alcool consommées ? »

Dans l'affirmative, s'il est prouvé que, plus le nombre des débits augmente, plus grande devient la consommation, il est certain que l'alcoolisme ne pourra que s'étendre et que dès lors le nombre des morts accidentelles,

les suicides,

les folies,

et toutes les conséquences de l'alcoolisme se montreront en plus grand nombre.

Nous verrons qu'il est possible de prouver jusqu'à la dernière évidence que la consommation dans nos pays augmente parallèlement avec le nombre des débits de boissons.

La loi du 17 juillet, si elle a amené l'éclosion d'un nombre considérable de débits, sera dès lors bien près d'être jugée au point de vue du but poursuivi par la Société française de tempérance.

Loin de nous la pensée de renverser la question ; nous n'avons pas non plus la prétention de négliger les données de la statistique. Nous voulons au contraire pénétrer cette fois au cœur même du sujet, donner par cette vue d'ensemble plus de force à des chiffres souvent trop minimes qui devraient être rassemblés sur toute la surface du territoire pour avoir par eux-mêmes une importance décisive.

Trop heureux si nous parvenons, à un moment où d'illustres adversaires combattent une manière de voir qui est la nôtre, à faire partager une opinion qui nous paraît irréfutable.

I

Dans le chapitre précédent nous avons suivi pas à pas l'élaboration de la loi du 17 juillet 1880.

II

Nous allons maintenant aborder les recherches statistiques dans le département de l'Eure de 1875 à 1885.

III

Puis nous aurons à discuter les statistiques, à voir si le nombre des débits de boissons exerce une influence réelle sur la consommation de l'alcool dans les pays où nous observons. Nous chercherons à résoudre, à priori, la question mise au concours.

IV

Dans un quatrième et dernier chapitre nous dirons quelques mots des lois de décembre 51 et juillet 80, sans autres préoccupations que celles qu'admet notre Société. Nous traiterons du principe de la limitation, de la nécessité des catégories, de la surveillance des produits, et nous terminerons par l'exposé de nos conclusions.

CHAPITRE DEUXIÈME

Recherches statistiques dans le département de l'Eure.
1875-1885

Le département de l'Eure est formé par les six plateaux du Lieuvin, du pays d'Ouche, du Neubourg et de Roumois, de Saint-André, d'entre Eure et Seine et du Vexin normand.

Ces plateaux sont séparés par des cours d'eau qui se dirigent vers la Seine en traversant un sol généralement argileux reposant sur un tuf calcaire.

Le climat est tempéré :

On compte environ 70 habitants par kilomètre carré.

Le département comprend cinq arrondissements :

1° Evreux : 11 cantons, 224 communes.

2° Les Andelys : 6 cantons, 117 communes.

3° Bernay : 6 cantons, 124 communes.

4° Louviers : 5 cantons, 111 communes.

5° Pont-Audemer : 8 cantons, 124 communes.

Soit 36 cantons et 700 communes.

ARRONDISSEMENT D'ÉVREUX

NOMBRE D'HABITANTS ET NOMBRE DE DÉBITS DE BOISSONS DE 1875 A 1885

Année 1875	112,178 habitants.	1,423 débits
— 1876	112.178	1,410
— 1877	112,178	1,393
— 1878	111,542	1,377
— 1879	111,542	1,385

Année 1880	111,542 habitants.	1,405 débits.
— 1881	111,542	1,459
— 1882	107,962	1,514
— 1883	111,929	1,489
— 1884	106,959	1,434
— 1885	111,929	1,441

Population moyenne, 1875-1879. . . . . 111,923 habitants.
Nombre moyen des débits, 1875-1879. .   1,397 débits.
Il existait pendant cette période 1 débit pour 80 habitants.

Population moyenne, 1881-1885. . . . . 110,064 habitants.
Nombre moyen des débits, 1881-1885. .   1,467 débits.
Il existait pendant cette période 1 débit pour 75 habitants.

Avant la loi, 1 débit pour 80 habitants.
Après la loi, 1 débit pour 75 habitants.

Le nombre de débits depuis la promulgation de la loi du 17 juillet a augmenté dans la proportion de 5 p. 100 ; sans tenir compte de la diminution de la population, et en en tenant compte 6 p. 100.

ARRONDISSEMENT DES ANDELYS

NOMBRE D'HABITANTS ET NOMBRE DE DÉBITS DE BOISSONS DE 1875 à 1885

Année 1875	59,501 habitants.	769 débits.
— 1876	59,501	810
— 1877	59,501	838
— 1878	59,870	747
— 1879	60,103	780
— 1880	60,103	821
— 1881	60,103	752
— 1882	59,670	811
— 1883	58,632	782
— 1884	58,254	788
— 1885	58,632	785

Population moyenne, 1875-1879. . . . . . 59,695 habitants.
Nombre moyen de débits, 1875-1879 . . .   789 débits.
Il existait pendant cette période 1 débit pour 75 habitants.

Population moyenne, 1881-1885 . . . . . 59,058 habitants.

Nombre moyen de débits, 1881-1885. . .   784 débits.

Il existait pendant cette période 1 débit pour 75 habitants.

Avant la loi, 1 débit pour 75 habitants.

Après la loi, 1 débit pour 75 habitants.

Le nombre des débits depuis la promulgation de la loi du 17 juillet 1880 n'a pas varié. Si on ne tient pas compte de la diminution de la population, dans le cas contraire il a augmenté de 4 p. 100.

ARRONDISSEMENT DE BERNAY

NOMBRE D'HABITANTS ET NOMBRE DE DÉBITS DE BOISSONS DE 1875 A 1885

Année	Habitants	Débits
1875	67,780 habitants.	762 débits.
— 1876	68,000	728
— 1877	68,000	741
— 1878	67,003	758
— 1879	67,003	785
— 1880	67,003	770
— 1881	67,003	812
— 1882	66,250	835
— 1883	63,909	828
— 1884	62,804	820
— 1885	63,909	821

Population moyenne, 1875-1879 . . . . . 67.557 habitants.

Nombre moyen de débits, 1875-1879 . . .   755 habitants.

Il existait pendant cette période 1 débit pour 89 habitants.

Population moyenne, 1881-1885 . . . . . 64,775 habitants.

Nombre moyen de débits, 1881-1885 . . .   823 débits.

Il existait pendant cette période 1 débit pour 78 habitants.

Avant la loi. 1 débit pour 89 habitants.

Après la loi, 1 débit pour 78 habitants.

Le nombre des débits de boissons depuis la promulgation de la loi du 17 juillet 1880 a augmenté dans la proportion de 9 p. 100, et en tenant compte de la diminution de la population. de 13 p. 100.

ARRONDISSEMENT DE LOUVIERS

Nombre d'habitants et nombre de débits de boissons de 1875 à 1885

Année 1875	65,112 habitants.	818 débits.
— 1876	65,112	802
— 1877	65,112	807
— 1878	61,914	786
— 1879	64,008	810
— 1880	64,008	798
— 1881	64,008	813
— 1882	61,914	834
— 1883	62,432	815
— 1884	60,206	837
— 1885	62,432	832

Population moyenne, 1875-1879. . . . . . 64,252 habitants.
Nombre moyen des débits, 1875-1879. . .   805 débits.
Il existait pendant cette période 1 débit pour 80 habitants.

Population moyenne, 1881-1885 . . . . . 62,198 habitants.
Nombre moyen des débits, 1881-1885. . .   826 débits.
Il existait pendant cette période 1 débit pour 75 habitants.

Avant la loi, 1 débit pour 80 habitants.
Après la loi, 1 débit pour 75 habitants.

Le nombre de débits depuis la promulgation de la loi du 17 juillet 1880 a augmenté dans la proportion de 2 p. 100. Sans tenir compte de la diminution de la population et en en tenant compte, 6 p. 100.

ARRONDISSEMENT DE PONT-AUDEMER

Nombre d'habitants et nombre de débits de boissons de 1875 à 1885

Année 1875	73,083 habitants.	909 débits.
— 1876	73,083	950
— 1877	73,083	869
— 1878	70,973	907
— 1879	70,973	916

Année 1880	70,973 habitants.	914 débits.
— 1881	70,973	919
— 1882	70,609	966.
— 1883	67,389	1,002
— 1884	66,925	1,014
— 1885	67,389	1,016

Population moyenne 1875-1879. . . . . . 72,239 habitants.
Nombre moyen des débits 1875-1879. . . . 910 débits.
Il existait pendant cette période 1 débit pour 79 habitants.

Population moyenne 1881-1885. . . . . . . 68,657 habitants.
Nombre moyen des débits 1881-1885. . . . . 983 débits.
Il existait pendant cette période 1 débit pour 70 habitants.

Avant la loi 1 débit pour 79 habitants.
Après la loi 1 débit pour 70 habitants.

Le nombre des débits depuis la promulgation de la loi du 17 juillet 1880 a augmenté dans la proportion de 8 p. 100 et en tenant compte de la diminution de la population 13 p. 100.

RÉCAPITULATION

DÉPARTEMENT DE L'EURE

(MOYENNES)

1875-1879

	Habitants	Débits	
Evreux.	111,923	1,397	1 débit p. 80 h.
Les Andelys.	59,695	789	— 75
Bernay.	67,557	755	— 89
Louviers.	64,252	805	— 80
Pont-Audemer	72,239	910	— 79
DÉPARTEMENT DE L'EURE.	375,666	4,656	— 80 h.
Evreux.	110,064	1,467	— 75
Les Andelys.	59,058	784	— 75
Bernay.	64,775	823	— 78
Louviers	62,198	826	— 75
Pont-Audemer	68,657	983	— 70
DÉPARTEMENT DE L'EURE.	364,752	4,883	— 75 h.

Le nombre des débits d'une période à l'autre a augmenté de 227.

Avant la loi 1 débit pour 80 habitants.

Après la loi 1 débit pour 75 habitants.

Le nombre des débits a augmenté de 5 p. 100.

Si on tient compte, comme il convient, de la diminution de la population du département de l'Eure qui a été de 10,914 habitants, on voit que le nombre des débits a augmenté en réalité de 8 p. 100 depuis 1880.

Augmentation réelle du nombre des débits de boissons en tenant compte de la diminution de la population, depuis la promulgation de la loi du 17 juillet 1880, dans une population de 387,578 (722 communes).

	Habitants.		
Arrondissement d'Evreux	6	p.	100
— des Andelys	0,4	—	
— de Bernay	13	—	
— de Louviers	6	—	
— de Pont-Audemer	13	—	
Canton de Breteuil (Eure)	3,6	—	
— de Putanges (Orne)	27	—	

Sur 364,752 h., augmentation réelle, 8 p. 100; sur 11,912 (Orne), 27 p. 100.

Nous n'avons pas la pensée de reproduire ici les statistiques de détail pour les 37 cantons du département de l'Eure, nous nous bornerons au canton de Breteuil-sur-Iton, parce que les données qu'il nous procurera seront ultérieuremnt utilisées lors de la discussion des statistiques.

CANTON DE BRETEUIL-SUR-ITON

Population et débits 1875-1885

COMMUNE DE BRETEUIL-SUR-ITON			Années	Habitants	Débits
			1880	1,987	41
Années	Habitants	Débits	1881	1,987	41
1875	2,050	42	1882	1,984	40
1876	2,050	42	1883	2,094	40
1877	2,050	41	1884	1,997	42
1878	1,987	41	1885	2,093	43
1879	1,987	41			

4

COMMUNE DES BAUX

Années	Habitants	Débits
1875	1,203	18
1876	1,203	17
1877	1,203	18
1878	1,125	18
1879	1,125	18
1880	1,125	17
1881	1,125	16
1882	1,123	16
1883	1,056	16
1884	1,056	15
1885	1,056	14

COMMUNE DE BÉMÉCOURT

Années	Habitants	Débits
1875	604	7
1876	604	7
1877	604	7
1878	607	8
1879	607	8
1880	607	7
1881	607	7
1882	607	7
1883	593	6
1884	565	6
1885	593	6

COMMUNE DU CHESNE

Années	Habitants	Débits
1875	484	6
1876	484	6
1877	484	6
1878	510	6
1879	510	6
1880	510	6
1881	510	6
1882	510	6
1883	484	6
1884	484	7
1885	484	8

COMMUNE DE CINTRAY

Années	Habitants	Débits
1875	487	2
1876	487	2
1877	487	2
1878	461	2
1879	461	2
1880	461	2
1881	461	2
1882	461	3
1883	510	3
1884	415	2
1885	511	2

COMMUNE DE CONDÉ

Années	Habitants	Débits
1875	887	8
1876	887	8
1877	887	9
1878	885	9
1879	885	9
1880	885	10
1881	885	10
1882	885	11
1883	944	11
1884	879	10
1885	944	10

COMMUNE DE DAME-MARIE

Années	Habitants	Débits
1875	168	0
1876	168	0
1877	168	0
1878	144	0
1879	144	0
1880	144	0
1881	144	0
1882	144	0
1883	163	0
1884	163	0
1885	163	0

COMMUNE DE FRANCHEVILLE

Années	Habitants	Débits
1875	1,695	17
1876	1,695	18
1877	1,695	20
1878	1,631	21
1879	1,631	21

Années	Habitants	Débits
1880	1,634	22
1881	1,631	23
1882	1,631	23
1883	1,685	24
1884	1,685	21
1885	1,685	18

COMMUNE DE GUERNANVILLE

1875	194	3
1876	194	3
1877	194	3
1878	113	3
1879	113	3
1880	113	3
1881	183	3
1882	183	3
1883	158	3
1884	158	3
1885	158	2

COMMUNE DE LA GUEROULDE

1875	948	16
1876	948	16
1877	932	15
1878	932	15
1879	932	15
1880	932	15
1881	923	15
1882	932	15
1883	918	15
1884	900	13
1885	918	11

COMMUNE DE SAINT-DENIS

1875-1879	193	0
1882-1885	174	0

COMMUNE DE SAINTE-MARGUERITE

Années	Habitants	Débits
1875	775	8
1876	775	8
1877	775	8
1878	703	8
1879	703	8
1880	703	9
1881	703	9
1882	703	9
1883	703	10
1884	661	10
1885	661	10

COMMUNE DE SAINT-NICOLAS

1875	159	2
1876	159	2
1877	159	2
1878	142	1
1879	142	1
1880	142	1
1881	142	1
1882	142	1
1883	128	1
1884	128	1
1885	128	1

COMMUNE DE SAINT-OUEN

1875	270	2
1876	270	2
1877	270	2
1878	258	2
1879	258	2
1880	258	2
1881	258	2
1882	258	2
1883	245	3
1884	245	3
1885	245	2

Il est aisé de voir que le canton de Breteuil est un de ceux où la loi a le moins modifié l'état de choses antérieur. Cependant le nombre des débits de boissons a augmenté.

C'est ce qui ressortira plus clairement du tableau d'ensemble suivant :

RÉCAPITULATION 1875-1885

Années		habitants.		débits.
1875....	10,117	habitants.	131	débits.
1876....	10,117	—	131	—
1877....	10,117	—	134	—
1878....	9,746	—	133	—
1879....	9,746	—	133	—
1880....	9,746	—	135	—
1881....	9,746	—	135	—
1882....	9,743	—	137	—
1883....	9,815	—	138	—
1784....	9,510	—	131	—
1885....	9,815	—	127	—

Dans la période antérieure à la loi la population moyenne a été de 9,968,6,

Et le nombre moyen des débits, de 132.

Dans la période postérieure la population moyenne a été de 9,726.

Et le nombre des débits, de 133,6.

Avant la loi 1 débit pour 75,5 habitants.

Après la loi 1 débit pour 72,7 habitants.

En tenant compte de la diminution de la population le nombre des débits a augmenté dans la proportion de 3,6 p. 100.

COMPARAISON

Du nombre d'habitants par débit de boissons dans diverses contrées et dans certaines communes normandes.

Grande Russie . . .	1 débit p.	640	habitants.	
Provinces baltiques.	1 —	310	—	
Prusse.	1 —	260	—	1861.
Sibérie	1 —	500	—	
Pays-Bas	1 —	90	—	1860.
Angleterre	1 —	138	—	1848.
France	1 —	123	—	1879. Paris excepté.
France	1 —	105	—	1882. Paris excepté.
Lille.	1 —	80	—	
Hazebrouck.	1 —	70	—	1874.
Dunkerque	1 —	60	—	1874.

Cambrai	1 débit p.	59	habitants.	1874.
Douai	1 —	49	—	1874.
Valenciennes	1 —	44	—	1874.
Avesnes	1 —	38	—	1874.
Evreux	1 —	80	—	Après la loi, 1 p. 75.
Les Andelys	1 —	75	—	
Pont-Audemer	1 —	79	—	Après la loi, 1 p. 70.
Louviers	1 —	80	—	Après la loi, 1 p. 75.
Bernay	1 —	89	—	Après la loi, 1 p. 78.
Breteuil	1 —	75	—	Après la loi, 1 p. 72.
Bazoches (Orne)	1 —	65	—	
Putanges (Orne)	1 —	39	—	
Putanges	1 —	33	—	Après la loi.
Putanges	1 —	113	—	Le canton, avant la loi.
Putanges	1 —	90	—	Le canton, après la loi.
Briouze (Orne)	1 —	17	—	1885.
Sainte-Marguerite	1 —	99	—	Avant la loi.
Sainte-Marguerite	1 —	66	—	Après la loi. (Eure 1885.)

JUGEMENTS

Pour ivresse publique prononcés par le tribunal de simple police.
Breteuil (Eure).

Année 1876 Condamnations prononcées : 5
1877 — 8
1878 — 14 } moyenne, 8,2.
1879 — 6

1881 — 22
1882 — 27
1883 — 9 } moyenne, 18,7.
1884 — 17

Le nombre des condamnations a plus que doublé.

DÉPARTEMENT DE L'EURE

(Renseignements dus à M. IVERNÈS, chef de division au ministère de la Justice.)

IVRESSE

DÉLITS, 2e RÉCIDIVE

1877 Condamnations prononcées : 35
1878 — 34 } moyenne, 32.
1879 — 27

1881 — 41
1882 — 39 } moyenne, 30,3.
1883 — 11

DÉPARTEMENT DE L'EURE

(Tableau dû à l'obligeancè de M. Yvernès)

ANNÉES	POURSUITES POUR IVRESSE		MORTS accidentelles causées par l'abus de l'alcool.	SUICIDES attribués à l'abus de l'alcool.
	Délits 2e récidive.	Contraventions (Par cour d'appel).		
1876	?		?	
1877	35		14	
1878	34		7	La statistique
1879	27	848	5	donne les renseignements pour toute la France, mais non par département.
1880	41	873	8	
1881	41	962	6	
1882	39	744	8	—
1883	11	988	9	15*
1884	?			*Relevé sur les comptes manuscrits.

CHAPITRE TROISIÈME

Discussion des statistiques. — Le nombre des délits exerce une influence réelle sur la consommation alcoolique. — Solution à priori de la question mise au concours.

La question du concours pour 1886 est la suivante : « Etudier sur un point déterminé du territoire français l'influence de la loi du 17 juillet 1880, d'un côté sur le nombre des débits de boissons, et de l'autre sur le chiffre des condamnations pour ivresse publique, des morts accidentelles déterminées par les excès de boissons, des folies et des suicides de cause alcoolique. »

On pourrait peut-être résumer la question en ces termes : « Le nombre des débits de boissons, cabarets, etc., etc., a-t-il une influence sur la quantité d'alcool consommée ? »

N'est-il pas en effet de toute évidence que toutes les conséquences connues de l'alcoolisme, aussi bien les condamnations pour ivresse, que les morts accidentelles, les suicides et les folies de cause alcoolique, etc., etc., se montreront en bien plus grand nombre lorsque la cause qui les produit croîtra en intensité.

Affirmer le contraire équivaudrait à nier l'alcoolisme.

Deux litres d'alcool absorbés par une famille feront deux fois plus de mal qu'un seul litre, par la même raison que deux kilogrammes de viande de boucherie feront plus de bien qu'un seul kilogramme.

Si les statistiques établissaient le contraire, elles établiraient par le fait même leur imperfection et nous devrions en rendre responsables, non pas leurs auteurs, mais la nature même des données en question.

On se souvient que M. Yvernès, après avoir constaté que les statistiques judiciaires ne contiennent encore que des renseignements incomplets au sujet de l'influence de l'alcoolisme sur la criminalité, demandait au congrès de Bruxelles de formuler un vœu à cet égard. Ce vœu n'a pas encore reçu une complète satisfaction.

Rappelons également que la loi sur l'ivresse est à peine appliquée.

Nous avons passé cinq ans dans une commune où l'on rencontrait tous les jours des personnes manifestement ivres sur la voie publique et pendant *ces cinq ans* le garde champêtre de la commune n'a pas dressé un seul procès-verbal pour ivresse publique.

Que pouvons-nous penser des statistiques ?

Quelquefois le maire est débitant et à ce titre chargé d'exercer sur son cabaret une double surveillance. Que fera ce maire ? Que fera surtout son garde champêtre, émanation pacifique et indolente de l'autorité municipale ?

Pour ce qui concerne les morts accidentelles, les suicides, les folies de cause alcoolique, nous sommes en mesure de prouver par des faits personnels que les statistiques sont mal faites et, en tout cas, absolument incomplètes.

Cependant, nous prions qu'on le remarque, nos statistiques établissent que, depuis la loi du 17 juillet 1880, le nombre des débits de boissons a augmenté, que, d'autre part, le nombre des débits augmentant, le nombre des condamnations pour ivresse publique a également augmenté ainsi que le nombre des morts accidentelles, des suicides et des folies.

Dans un de nos cantons nous constatons dans la période antérieure à la loi 3 morts accidentelles, dans la période postérieure 4.

Quelle confiance accorder à une statistique si restreinte et n'est-ce pas le cas d'interroger la France entière ?

Dans le même canton, il y a eu avant la loi 3 cas de folie

alcoolique et 3 aussi après la loi avec une population moindre.

Le nombre des suicides s'est élevé aussi ; mais d'une manière insignifiante, il a eté de 15 en 1883 pour tout le département.

Ces statistiques n'auront une valeur réelle que lorsqu'on pourra les faire pour le pays tout entier. Elles sont avec nous, nous les acceptons, elles seraient contre nous que la logique nous commanderait de passer outre.

Mais pour ce qui concerne le nombre des débits, nous marchons sur un terrain solide et les données dont nous disposons nous paraissent parfaitement suffisantes.

Dans l'arrondissement d'Evreux, comme dans tout le département de l'Eure, comme dans tout le département de l'Orne, le nombre des débits a augmenté.

Nous trouvons les Andelys avec une augmentation légère de 0,4 p. 100.

Puis nous plaçons le canton que nous habitons, qui nous donne une augmentation de 3,6 p. 100.

A Evreux et à Louviers l'augmentation atteint 6 p. 100.

Dans les arrondissements de Pont-Audemer et de Louviers l'augmentation est de 13 p. 100.

A Putanges elle atteint le chiffre formidable de 27 p. 100.

Remarquons que ces recherches ont porté sur sept cent vingt-deux communes dont la population est de 385,578 habitants.

Nous n'avons pas compris dans ces statistiques les débits temporaires éclos en grand nombre pendant les constructions des nouvelles voies ferrées et disparus aujourd'hui.

Il y a aujourd'hui 1 débit pour 72 habitants. Mais nos tableaux montrent que dans certaines communes le nombre des débits est tel qu'on en rencontre :

1 pour 33 habitants.

et même 1 pour 17 habitants.

Soit, en retranchant les femmes, les malades et les enfants,

1 pour 6 habitants.

Ceci se passe dans une localité dont la réputation est établie depuis de longues années.

Le nombre des condamnations pour ivresse publique a plus que doublé à Breteuil, mais les délits en deuxième récidive ont un peu diminué. Il n'en est malheureusement pas ainsi dans tout le ressort de la cour d'appel.

Ces considérations nous amènent à chercher à la question mise au concours une solution à priori.

Il est indubitable que le nombre des cabarets a augmenté dans une proportion d'environ 9 p. 100.

Recherchons si cette augmentation a contribué à élever le total consommé. Toute la question est là.

A l'heure actuelle des voix autorisées affirment, dans les congrès et dans la presse, que l'accroissement du nombre des débits est sans action sur le chiffre de la consommation alcoolique. Certains auteurs, des plus compétents, affirment qu'il n'y a pas lieu de restreindre le nombre des débits. Ils nous disent, ce dont nous nous doutions un peu, qu'on ne rend pas les hommes vertueux par décret, mais ils négligent de citer les cas très connus d'ailleurs où l'intervention du législateur dans cette matière a été incontestablement bienfaisante.

Nous n'avons pas la prétention de convertir à nos idées M. Lefort et les hygiénistes qui partagent sa manière de voir. Notre but est plus modeste, il se borne à raconter simplement et fidèlement ce qui se passe sous nos yeux.

Les membres de l'Assemblée qui ont eu à s'occuper de la loi du 17 juillet et de son laborieux enfantement, les membres de la commission de législation ont, eux aussi, formulé incidemment leur avis sur cette importante question. Nous avons vu leur accord à ce sujet, et nous savons que les uns et les autres ont admis comme chose démontrée que l'augmentation du nombre des débits de boisson était de nature à favoriser les progrès de l'ivrognerie et de l'alcoolisme.

Où donc est la vérité ?

Si nous connaissions le partisan le plus convaincu de la non-restriction du nombre des débits de boissons, nous aimerions pouvoir faire avec lui un voyage de quelques heures dans les campagnes de la basse Normandie en compagnie de certains habitants du pays.

Nous lui ferions remarquer ces stations si prolongées à la porte des auberges, cette complaisance du cheval percheron habitué dès son jeune âge à ne jamais franchir un cabaret sans donner à son maître le temps de descendre, ces cris de fureur lorsque le débitant a fermé, ces tentatives désespérées pour réveiller, au milieu de la nuit, celui qui peut distribuer encore un litre d'eau-de-vie.

Lorsque, pour la première fois, nous avons appris que certaines personnes niaient la mauvaise influence du cabaret au point de vue de la consommation de l'alcool, notre première pensée a été que ces personnes ne savaient pas ce qu'était l'alcoolisme.

Le buveur n'a pas de volonté, sa faiblesse est proverbiale et ses meilleures résolutions fondent comme neige lorsqu'il aperçoit une enseigne riche en promesses.

C'est surtout aux faibles qu'il faut éviter les tentations, et l'alcoolique est toujours faible.

Comment est-il possible de mettre un instant en doute la toute-puissance de la *sollicitation incessante ?*

Faisons des vœux pour qu'un jour de marché la petite ville de Briouze, qui compte un débit pour 6 hommes valides, soit visitée par nos éminents adversaires. Ils seront édifiés en quelques heures, surtout dans la soirée, en voyant les bons cultivateurs pénétrer dans autant de débits qu'ils en rencontrent sur leur chemin. Ils seront surtout édifiés en parcourant, la nuit, les routes des environs !

Quel exemple plus frappant de l'action de la sollicitation incessante que celui que nous donnent les débitants eux-mêmes sans cesse entourés de leurs flacons !

Ces industriels, au nombre de 400,000 environ, dont les 7/10 habitent les petites villes ou les campagnes, se livrent *quelquefois* à la boisson et le chiffre atteint par leur mortalité annuelle mérite d'être connu.

Sur 1,000 cordonniers . . . . il y a 15 décès.
Sur 1,000 épiciers . . . .   — 16 —
Sur 1,000 boulangers . . . .   — 20 —
Sur 1,000 mineurs. . . . .   — 21 —
Sur 1,000 débitants . . . .   — 28 —

Les buveurs, eux aussi, sont de notre avis, ils ne dissimulent pas la difficulté qu'ils ont pour passer devant un cabaret sans y entrer. Leur conduite, leur opinion doivent avoir quelque poids dans la question.

Recherchons maintenant dans quelques faits bien connus des preuves tout aussi éclatantes :

La quantité d'alcool consommée en France en 1850 était de 585,200 hectolitres, et en 1884 de 1,488,000 hectolitres.

Une seule fois pendant cette longue période la quantité consommée s'est abaissée de 43,000 hectolitres et cela après le décret du 29 décembre 1851.

La même année le nombre des cabarets qui avait été précédemment de 340,320 était tombé à 291,244.

Jamais on n'a vu ni auparavant ni depuis un fait semblable.

Faut-il y voir une simple coïncidence ?

Nous désirons fixer également l'attention sur un tableau emprunté au journal La Tempérance, qui nous paraît mériter une attention particulière.

Petite Russie . . . . 1 débit p. 973 habitants.
Varsovie . . . . 1 — 196 —
Terres-Noires . . . . 1 — 942 —
Midi . . . . 1 — 344 —
Moscou . . . . 1 — 876 —
Nord-est . . . . 1 — 440 —
Bas Volga . . . . 1 — 778 —
Pétersbourg . . . . 1 — 521 —
Nord . . . . 1 — 693 —
Provinces Baltiques . . . . . 1 — 504 —
Sud-ouest . . . . 1 — 648 —
Centre . . . . 1 — 670 —

CONSOMMATION INDIVIDUELLE

1er gouvernement . . . 0,33	7e gouvernement . . . 0,25
2e — . . . 0,47	8e — . . . 0,86
3e — . . . 0,32	9e — . . . 0,22
4e — . . . 0,40	10e — . . . 0,25
5e — . . . 0,75	11e — . . . 0,42
6e — . . . 0,22	12e — . . . 0,35

Prenons les six gouvernements où il y a le plus de cabarets et regardons ce que devient la consommation individuelle moyenne :

Varsovie. . . . . . .
Midi . . . .
Nord-Est. . . . . . . Nombre de débits : Consommation individuelle
Pétersbourg. . . . . 1 pour 442 habit.   moyenne : 0,436.
Provinces Baltiques.
Sud-Ouest. . . . . .

Considérons les 6 gouvernements où il y a le moins de débits et voyons ce que devient la consommation individuelle moyenne :

Centre . . . .
Nord . . . .
Bas Volga . . . . . . Nombre de débits : Consommation individuelle
Moscou . . . . 1 pour 822 habit.   moyenne : 0,370.
Terres-Noires . . . .
Petite Russie . . . .

Dans les pays où il y a plus de cabarets la consommation individuelle est plus élevée.

On sait qu'en Hollande la loi de 1881 s'attache à combattre l'alcoolisme par la réduction du nombre des débits et la répression énergique de l'ivresse publique.

Or dès 1882 le nombre des débits, qui était de 2,003 à Amsterdam, est devenu de 1,640 (326,196 hectolitres), et de ce

fait la consommation de l'alcool a diminué de 10,000 hectolitres.

Le nombre des arrestations pour ivresse a diminué aussi et
tout le monde admet que la diminution du nombre des cabarets
réduit la consommation alcoolique *en restreignant les occa-
sions.*

La Belgique n'a pas cru pouvoir admettre que l'exercice d'une
profession fût subordonné à une autorisation administrative,
mais il a été reconnu par le sénat belge (29 avril 1884) qu'il
était fort désirable de voir le nombre des cabarets diminuer de
plus en plus. Les résultats obtenus par la Hollande ont été
cités en séance publique.

Comme chacun le sait, la consommation annuelle d'alcool,
en France, augmente d'année en année :

En 1873	934,950 hectol.	En 1879	1,161,464 hectol.
1874	970,599	1880	»
1875	1,019,111	1881	1,444,055
1876	1,000,197	1882	1,420,344
1877	1,029,684	1883	1,484,032
1878	1,100,513	1884	1,488,000

Loin de nous la pensée de prétendre que l'augmentation du
nombre des cabarets soit l'unique cause de l'accroissement de
la consommation de l'alcool, mais nous sommes persuadés qu'il
entre pour une forte part en ligne de compte. Le tableau ci-
dessus permet au moins de le supposer.

Rentrons maintenant sur le terrain habituel de nos observations et voyons si nous pouvons y trouver de nouvelles
preuves.

Le tableau suivant donne le relevé des 29 communes qui
avoisinent Breteuil, le nombre des cabarets pendant neuf années
consécutives, le tableau des alcools soumis aux droits, la consommation individuelle et l'évaluation très exacte de la quantité
fabriquée par les bouilleurs de cru.

STATISTIQUE

Des 29 communes de la circonscription de Breteuil-sur-Iton.

ANNÉES	NOMBRE de CABARETS	QUANTITÉS D'ALCOOL ET DE SPIRITUEUX Soumises aux droits chez les habitants des 29 communes.	TAUX DE LA CONSOMMATION INDIVIDUELLE DE L'ALCOOL Pour une population de :			FABRICATION ANNUELLE chez les bouilleurs de cru (Évaluation officielle)
			14,556 h. recens.1872	13,971 h. recens.1876	14,376 h. recens.1881	
		hectol. c.				hectol.
1876	173	912.96	6,24			14
1877	175	943.56		6,75		11
1878	178	962.43		6,89		12
1879	179	997.58		7,14		11
1880	182	1,001.24		7,17		13
1881	185	1,019.53		7,30		14
1882	199	1,303.70			9,07	16
1883	183	1,136.79			7,91	18
1884	173	1,041.41			7,25	29

Si l'on veut bien considérer ces données, on verra que la consommation individuelle suit presque mathématiquement le nombre des débits de boisson. Ceci est vraiment digne de remarque, que l'on puisse arriver sensiblement à un chiffre uniforme en divisant le nombre des débits par le taux de la consommation individuelle, et cela pendant neuf années.

Il semble que l'on puisse prévoir, presque à coup sûr, ce que sera la consommation dans les années à venir tellement elle est en rapport intime avec le nombre des débits de boissons.

A PEU DE CHOSE PRÈS

$$\frac{173}{6,21} = \frac{175}{6,75} = \frac{178}{6,89} = \frac{179}{7,14} = \frac{182}{7,17} = \frac{185}{7,30} = \frac{199}{9,07} = \frac{183}{7,91} = \frac{173}{7,25}$$

La dernière année seule donnerait un petit écart, mais la récolte a été excellente et l'on a un peu puisé dans les 29 hectolitres *connus*. La maison particulière devient facilement une succursale du cabaret dans les années d'abondance.

De ces longues et minutieuses recherches nous tirons la conclusion suivante avec la conviction profonde que nous avons la vérité pour nous :

Le nombre des débits de boissons augmente lorsqu'il s'élève, la consommation de l'alcool et par suite toutes les conséquences de l'alcoolisme.

La loi du 17 juillet 1880 est défavorable à la cause de la tempérance.

CHAPITRE QUATRIÈME

**Liberté et arbitraire.—Du principe de la limitation.—Des catégories.
De la surveillance des produits.—Desiderata.—Conclusions.**

No adelantar es atrasar.

Il a toujours paru incontestable que la liberté illimitée de l'industrie des débitants favoriserait le développement de l'ivrognerie et les progrès de l'alcoolisme. Cette opinion a été soutenue et présentée par le comité de législation de la Société de tempérance. Le gouvernement, les chambres, les commissions qui ont eu à s'occuper des débitants, ont unanimement reconnu qu'il était indispensable de les soumettre à des conditions spéciales.

M. de Marcère, tout en condamnant l'arbitraire, a fait ressortir ce fait, que le débit de boisson est, à la fois, un magasin de commerce et un lieu de réunion. A ce dernier titre doivent correspondre des garanties particulières.

Avec la liberté illimitée, les garanties existeraient, mais, pour les malfaiteurs et contre la société, ce serait une loi retournée.

Proclamer en principe la liberté illimitée reviendrait à admettre que l'Etat, qui réserve pour lui-même la fabrication du tabac, n'a pas le droit de s'autoriser de l'hygiène publique comme il s'autorise de ses intérêts financiers.

Nul n'ignore que certains établissements sont soumis à des règles particulières et que leur suppression peut être exigée lorsqu'ils compromettent la salubrité publique, la culture et l'intérêt général.

5

Nombre de pays, que nous considérons à bon droit comme des pays libres, admettent la nécessité absolue des garanties à exiger du cabaretier.

Sans sortir des limites de notre sujet nous croyons pouvoir répéter avec plusieurs membres du conseil de la Société qu'au point de vue de la disparition de l'arbitraire l'abrogation du décret de 51 a été un bienfait.

La loi du 17 juillet 1880 consacre l'indépendance des cabaretiers vis-à-vis des pouvoirs administratifs ; c'est une loi libérale, nul ne songe, croyons-nous, à le contester.

Il reste à savoir si cette loi de 1880 est favorable ou défavorable à la cause de la tempérance.

On est toujours plus frappé par ce qu'on voit que par ce qu'on lit. Aussi entendons-nous des personnes, témoins, comme nous, des progrès de l'alcoolisme, réclamer hautement l'abrogation de la loi du 17 juillet. Il nous semble qu'avant d'aller si vite et si loin, il serait bon de faire une enquête dans le pays tout entier ou au moins dans un département de chaque région agricole. Au point de vue où nous nous trouvons, il est bon d'observer qu'en dépit des voies ferrées le paysan français reste bien le fils de sa terre. L'alimentation, les milieux varient d'une région à une autre et il en est de même des habitudes et des mœurs qui découlent des besoins spéciaux. Il faudrait savoir dès lors, puisque la loi exerce sa puissance sur la totalité du territoire, si elle produit les mêmes résultats en Provence, en Bourgogne, en Languedoc, en Normandie, etc.

La prudence semble conseiller d'attendre, pour formuler une opinion bien précise, les résultats d'une enquête qui n'est qu'à son début.

Dans la loi du 17 juillet il y a à considérer un point des plus importants, riche de promesses d'avenir, nous voulons parler de l'intention du législateur.

Bien qu'il ait cru devoir ne pas s'arrêter aux vœux formulés avec tant d'autorité par notre commission de législation, le législateur a certainement voulu faire en même temps une loi libérale et une loi de protection sociale.

S'il eût consenti à admettre le principe de la limitation des cabarets notoirement dangereux, il paraît certain maintenant qu'il eût mis une digue à l'alcoolisme, tout en facilitant la tâche de l'administration.

La limitation du nombre des cabarets n'est pas une nouveauté et nous avons vu qu'elle a fait brillamment ses preuves en Hollande.

Sans fixer des limites, ne semble-t-il pas qu'un débit est suffisant pour 200 personnes dans nos campagnes et que dans les localités où se tient un marché hebdomadaire, 1 débit pour 150 serait de nature à satisfaire les soifs les plus exigeantes ?

Une limite inscrite dans la loi aurait encore l'avantage incontestable de donner à l'autorité chargée de statuer sur les demandes le moyen de ne les accorder que dans la proportion réglementaire sans pouvoir être taxée de rigueur excessive.

Il est à espérer que nos assemblées, le jour où elles seront convaincues des funestes conséquences de la loi du 17 juillet, perfectionneront leur ouvrage en votant le principe de la limitation.

En Russie, le nombre des cabarets devient trop grand, on les supprime par milliers, sans avis préalable. Ces procédés sommaires nous paraissent un peu... Russes et nous ne tenons pas à les voir s'implanter chez nous. Nous voulons seulement faire remarquer que dans d'autres pays on a aussi remarqué que le nombre des cabarets contribuait aux progrès de l'alcoolisme.

Pour ceux qui verraient dans la limitation une menace pour le budget, nous ajouterons que l'assistance publique coûterait beaucoup moins cher et que le cabaret lui amène les deux tiers de sa lamentable clientèle.

Mais il doit demeurer entendu que, hors le cas précis de préservation sociale, la limitation est inacceptable.

Si donc il existe des cabarets à peu près incapables de nuire, s'il en existe de bienfaisants, nous devons, non seulement ne pas restreindre leur nombre, mais faire tous nos efforts pour assurer leur pullulation.

Ceci nous amène à dire quelques mots des catégories.

Nous l'avons dit ailleurs, mais nous ne craignons pas de le répéter, le public ne se doute généralement pas de la différence qui existe entre l'ivresse et l'alcoolisme. Cette ignorance crée des malheurs sans nombre parce qu'elle maintient les habitudes alcooliques chez le buveur rangé et discret qui s'endort dans une sécurité trompeuse parce que jamais il ne se trouve en état d'ivresse.

Eh bien ! certains établissements correspondent à l'ivresse, d'autres correspondant à l'alcoolisme.

Un cabaret qui vend du vin, du cidre, de la bière, du café, du thé, des sirops, de l'hydromel, du lait, des limonades, du chocolat est un établissement de tempérance d'une incontestable utilité. Il fortifie au lieu de débiliter ; il régénère au lieu d'accabler. Le vin naturel, non viné, par ses excellentes qualités nutritives peut être considéré comme le médicament par excellence dans la cure d'alcoolisme.

Un cabaret qui vend les alcools d'industrie est une usine à crime, à suicide, à folie. Il ouvre à l'inconscient les portes de la prison, de la ruine et du déshonneur.

Le premier cabaret laissera bien, de loin en loin, sortir un ivrogne, jamais il ne créera un alcoolique.

Le second cabaret versera dans la société la scrofule, l'idiotie, l'épilepsie, la folie. Il vendra au plus bas prix la dégénérescence de la nation. Là viendront se réunir « ces êtres malfaisants, excroissances malsaines du pavé de la capitale, que l'on rencontre partout où il y a du sang à verser, une victime à achever, un incendie à allumer, un sacrilège à commettre ; ces êtres abjects, livides que vous rencontrez au milieu de ces assassins de dix-huit à vingt ans et dont les crimes, à l'heure où nous parlons, épouvantent si souvent Paris ».

— La loi du 17 juillet n'admet pas les catégories de cabarets. Il semble que, au nom de la préservation sociale, elle doive être modifiée dans ce sens. Elle pourrait peut-être adopter des mesures douces pour les bons cabarets et des mesures fiscales excessives pour les mauvais.

Ces derniers seuls restant soumis à la limitation.

Nous entendons encore certains contradicteurs nous affirmer l'impuissance des mesures législatives.

D'après M. Ivernès, chef de la statistique au ministère de la justice, il y a toujours un rapport constant entre le chiffre de la consommation et celui des poursuites pour ivresse, mais la pénalité rigoureuse qui fait perdre les droits civils et politiques aux personnes condamnées deux fois en police correctionnelle a produit une notable diminution dans la criminalité. On peut donc admettre, une fois pour toutes, l'utilité d'une intervention législative faite à propos.

Cette indication n'est pas à négliger quand on habite un pays, où la proportion des suicides de cause alcoolique s'est élevée depuis quarante ans de 5 à 14 p. 100, où l'alcool est devenu le grand pourvoyeur des cours d'assises, où le flot monte et menace plus que partout ailleurs, car le danger ne se mesure pas seulement à la quantité consommée, mais encore au tempérament du buveur.

Enfin il est un troisième point à signaler.

Nous avouons ne pas connaître les dispositions légales régissant la surveillance des produits vendus par les débitants. Mais nous affirmons que, dans les campagnes, cette surveillance n'a pas lieu. Nous avons pu grouper un certain nombre de cas d'empoisonnement dans les cabarets des campagnes, et si une loi protectrice n'intervient pas, si des visites efficaces ne sont pas ordonnées, nul doute que ces faits déplorables ne se produisent sur une échelle de plus en plus étendue.

On le voit du reste, la loi de 1880 qui a débarrassé le débitant de l'arbitraire administratif ne répond ni aux desirata de la Société de tempérance et aux intentions de ceux qui l'ont édictée.

Il est à désirer qu'elle soit promptement modifiée, car, en cette matière plus qu'en toute autre, « ne pas avancer, c'est reculer ».

Pendant que nous discutons, le danger grandit ; espérons que le législateur, avant qu'il soit trop tard, trouvera le moment opportun pour perfectionner son ouvrage !

CONCLUSIONS

I

Sur une population de près de 400,000 habitants, le nombre des débits de boissons a constamment augmenté depuis la promulgation de la loi du 17 juillet 1880.

II

L'augmentation du nombre des débits de boissons a été suivant les contrées de 0,3, 6, 13, 27 p. 100. Dans le département de l'Eure elle est en moyenne de 8 p. 100.

III

La loi du 17 juillet 1880, en augmentant le nombre des débits de boissons, a contribué à accroître la consommation de l'alcool et, par suite, à multiplier et à aggraver les conséquences naturelles de l'alcoolisme.

IV

Dans 29 communes, les seules dans lesquelles nous ayons fait des recherches directes à ce point de vue, les courbes du nombre des cabarets et de la consommation individuelle sont parallèles.

V

Dans certaines communes normandes, il y a 1 débit pour 60 habitants, dans d'autres, 1 pour 33 habitants, dans d'autres enfin 1 débit pour 17 habitants.

VI

Le nombre des condamnations pour ivresse publique a considérablement augmenté. Dans certains cantons il a doublé. Le nombre des morts accidentelles, des folies et des suicides de cause alcoolique a augmenté.

VII

La loi du 17 juillet 1880 qui a abrogé le décret du 29 décembre 1851, ne lui a rien substitué de favorable au point de vue du but poursuivi par la Société de tempérance. Pour que cette loi, en conservant son caractère libéral, devienne en même temps une loi de protection sociale, il semble qu'elle devrait admettre le principe des catégories, le principe de la limitation, et ordonner la surveillance effective des produits vendus.

Puissent nos modestes recherches être le signal de travaux plus importants capables de fixer l'attention du législateur sur ces graves sujets.

Lorsque ce jour sera venu, nous verrons adopter peu à peu de nouvelles modifications législatives réellement efficaces et nous nous applaudirons d'avoir travaillé avec tous les autres au relèvement et à la prospérité de notre chère patrie !

Breteuil, 1887.

Dr DEVOISINS.

Une partie de ce travail a été publiée par le journal « *La Tempérance* » sous la signature : DELATTRE et DEVOISINS.

En invitant M. DELATTRE à signer *notre manuscrit*, nous avions voulu le remercier des importants renseignements statistiques qu'il avait mis à notre disposition.

ÉVREUX, IMPRIMERIE DE CHARLES HÉRISSEY

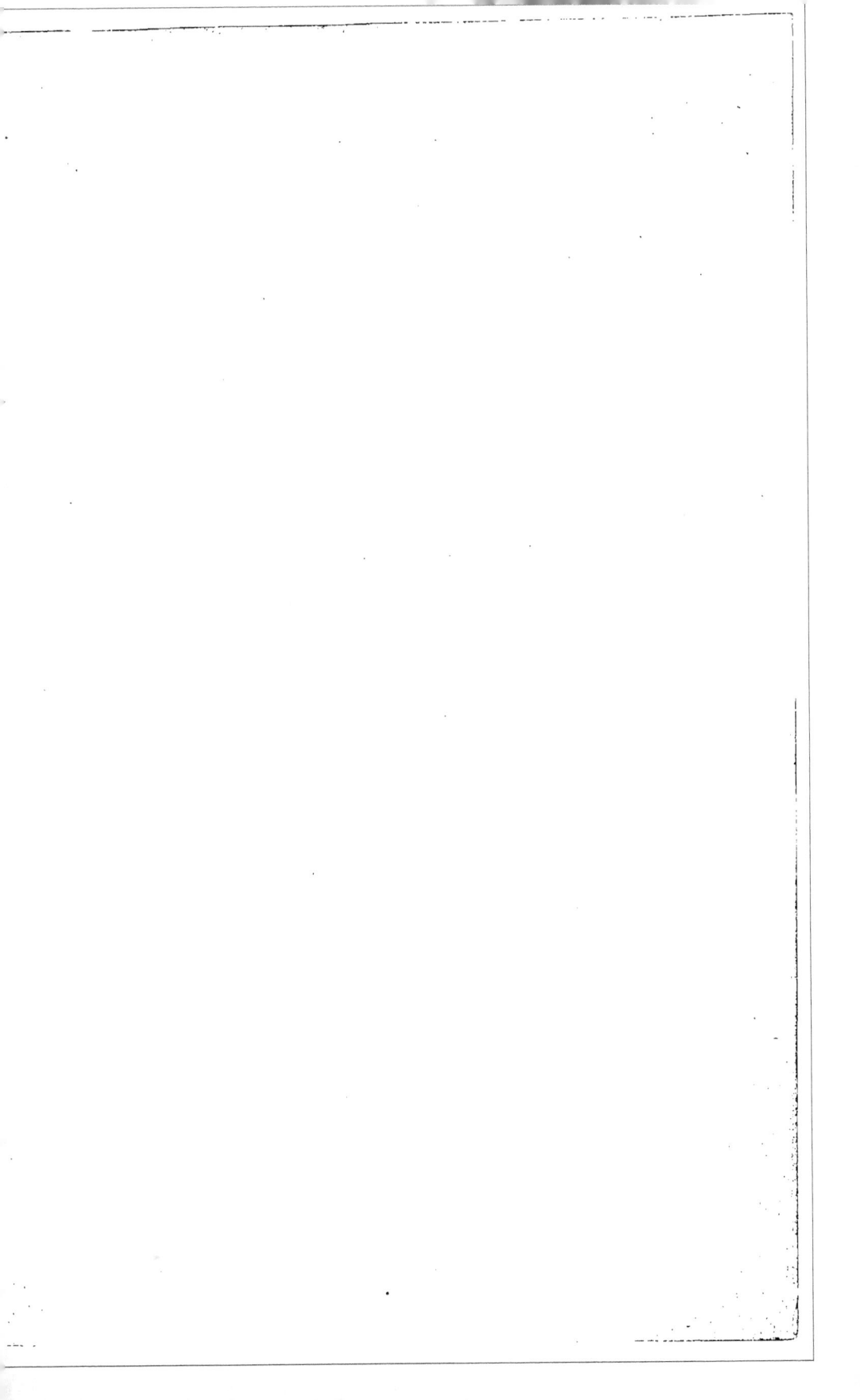

www.ingramcontent.com/pod-product-compliance
Lightning Source LLC
Chambersburg PA
CBHW070856210326
41521CB00010B/1950